Sarah Ohrndorf

Arthrosonographie

Sarah Ohrndorf

Arthrosonographie

Langzeitbeurteilung und Inter-reader-Reliabilität
am Beispiel der rheumatoiden Arthritis

Südwestdeutscher Verlag für Hochschulschriften

Impressum / Imprint
Bibliografische Information der Deutschen Nationalbibliothek: Die Deutsche Nationalbibliothek verzeichnet diese Publikation in der Deutschen Nationalbibliografie; detaillierte bibliografische Daten sind im Internet über http://dnb.d-nb.de abrufbar.
Alle in diesem Buch genannten Marken und Produktnamen unterliegen warenzeichen-, marken- oder patentrechtlichem Schutz bzw. sind Warenzeichen oder eingetragene Warenzeichen der jeweiligen Inhaber. Die Wiedergabe von Marken, Produktnamen, Gebrauchsnamen, Handelsnamen, Warenbezeichnungen u.s.w. in diesem Werk berechtigt auch ohne besondere Kennzeichnung nicht zu der Annahme, dass solche Namen im Sinne der Warenzeichen- und Markenschutzgesetzgebung als frei zu betrachten wären und daher von jedermann benutzt werden dürften.

Bibliographic information published by the Deutsche Nationalbibliothek: The Deutsche Nationalbibliothek lists this publication in the Deutsche Nationalbibliografie; detailed bibliographic data are available in the Internet at http://dnb.d-nb.de.
Any brand names and product names mentioned in this book are subject to trademark, brand or patent protection and are trademarks or registered trademarks of their respective holders. The use of brand names, product names, common names, trade names, product descriptions etc. even without a particular marking in this works is in no way to be construed to mean that such names may be regarded as unrestricted in respect of trademark and brand protection legislation and could thus be used by anyone.

Coverbild / Cover image: www.ingimage.com

Verlag / Publisher:
Südwestdeutscher Verlag für Hochschulschriften
ist ein Imprint der / is a trademark of
AV Akademikerverlag GmbH & Co. KG
Heinrich-Böcking-Str. 6-8, 66121 Saarbrücken, Deutschland / Germany
Email: info@svh-verlag.de

Herstellung: siehe letzte Seite /
Printed at: see last page
ISBN: 978-3-8381-3551-9

Zugl. / Approved by: Berlin, FU, Diss., 2010

Copyright © 2013 AV Akademikerverlag GmbH & Co. KG
Alle Rechte vorbehalten. / All rights reserved. Saarbrücken 2013

Inhaltsverzeichnis

1. Einleitung 3
   1.1 Rheumatoide Arthritis 3
   1.2 Diagnostische Verfahren in der rheumatologischen Bildgebung 8
      1.2.1 Die Röntgendiagnostik 8
      1.2.2 Die Magnetresonanztomographie 9
      1.2.3 Die Arthrosonographie 12
   1.3 Aktueller Stand zur Validierung der Arthrosonographie 15
   1.4 Aktueller Stand zur (Langzeit-) Vergleichsbeurteilung der Arthrosonographie 16
   1.5 Aktueller Stand zur Inter-reader-Reliabilität in der Arthrosonographie 17
   1.6 Zielsetzung der Arbeit 18
2. Patienten und Methoden 20
   2.1 Studie 1: Bildgebende Langzeitvergleichsstudie von kleinen Fingergelenken bei rheumatoider Arthritis 20
      2.1.1 Patienten und Gelenkregionen 20
      2.1.2 Untersuchungsmethoden 21
         2.1.2.1 Klinische Untersuchung 21
         2.1.2.2 Labor 22
         2.1.2.3 Röntgen 22
         2.1.2.4 Arthrosonographie 23
         2.1.2.5 Magnetresonanztomographie 25
         2.1.2.6 Statistik 27
   2.2 Studie 2: Inter-reader-Reliabilitätsstudie 28
      2.2.1 Patienten und Gelenkregionen 28
      2.2.2 Untersuchungsmethoden 28
         2.2.2.1 Untersucher 28
         2.2.2.2 Arthrosonographie 29
         2.2.2.3 Statistik 33
3. Ergebnisse der durchgeführten Studien 34
   3.1 Studie 1: Ergebnisse der bildgebenden Langzeitvergleichsstudie 34
      3.1.1 Klinische Untersuchungsdaten 34
      3.1.2 Laborchemische Daten 34

Inhaltsverzeichnis

3.1.3 Bildgebende Daten (US, MRT, CR) 34
    3.1.3.1 Synovialitis 34
    3.1.3.2 Erosionen 35
    3.1.3.3 Verteilung von Synovialitis in den untersuchten Gelenken 36
    3.1.3.4 Verteilung von Erosionen in den untersuchten Gelenken 38
    3.1.3.5 Prädiktive Werte 39
    3.1.3.6 Synovialitis und Erosionen im Verlauf in Abhängigkeit von der Therapie 39
3.2 Studie 2: Ergebnisse der Inter-reader-Reliabilitätsstudie 40
    3.2.1 Vergleich Gesamt-kappa und prozentuale Übereinstimmungen für „Junior" und „Anfänger" vs. „Senior" 40
    3.2.2 Vergleich kappa und prozentuale Übereinstimmungen der Einzelgelenke für „Junior" und „Anfänger" vs. „Senior" 40
    3.2.3 Inter-reader-Übereinstimmungen zwischen „Senior" und „Junior" bzw. „Senior" und „Anfänger" 43
    3.2.4 Lernkurve des Anfängers 43
4 Diskussion 45
4.1 Studie 1: Diskussion der bildgebenden Langzeitvergleichsstudie 45
4.2 Studie 2: Diskussion der Inter-reader-Reliabilitätsstudie 48
5 Zusammenfassung 53
6 Literaturverzeichnis 55
7 Abbildungs- und Tabellenverzeichnis 64
7.1 Abbildungen 64
7.2 Tabellen 65

1. Einleitung

1.1 Rheumatoide Arthritis

Die rheumatoide Arthritis (RA) ist eine chronisch-entzündliche Systemerkrankung bisher unklarer Ätiologie, aber teilerforschter Pathogenese.

Charakteristisch für die RA ist ein symmetrischer Befall der peripheren Gelenke, vor allem der Fingergrund (Metakarpophalangeal-), der Zehengrund (Metatarsophalangeal) und der Fingermittel (proximale Interphalangeal-) -Gelenke, aber auch die großen Gelenke und die Halswirbelsäule können betroffen sein.

Bei einem fakultativen systemischen Befall sind zusätzlich Gefäße, Augen, seröse Häute (Pleuritis, Perikarditis) und innere Organe (Herz, Lunge, Leber, Nieren) involviert.

Die Prävalenz der RA beträgt weltweit etwa 0,8 % (0,3-2,1 %), wobei Frauen drei- bis viermal häufiger betroffen sind als Männer. Mit zunehmendem Alter steigt die Prävalenz, die Geschlechtsdifferenz nimmt ab. Die weltweite Inzidenz liegt bei 30 pro 100.000 Einwohner im Jahr. Etwa 80 % der RA-Patienten erkranken im Alter zwischen 35 und 50 Jahren [1].

Die zur *Pathogenese* der RA beitragenden Faktoren sind bisher nicht bekannt; der Einfluss viraler oder bakterieller Antigene wird diskutiert. Es kommt zu einer entzündlichen Infiltration der Synovia durch T- und B-Zellen, Plasmazellen und Makrophagen. Zunächst werden T-Helferzellen durch ein unspezifisches Agens stimuliert, die daraufhin proinflammatorische Zytokine, wie zum Beispiel Interferon (IFN)-γ freisetzen. IFN-γ aktiviert Makrophagen zur Bildung von Interleukin (IL) -1 und Tumornekrosefaktor α (TNF-α). Durch die Sekretion weiterer Zytokine mittels aktivierter T-Helferzellen differenzieren B-Lymphozyten in Plasmazellen, die ihrerseits Immunglobuline (Ig) produzieren, die unter anderem im Serum als Rheumafaktoren (RF) nachweisbar sind. RF sind Autoantikörper der Ig-Subklassen IgM, IgG, IgA oder IgE, die gegen den Fc-Teil von IgG gerichtet sind. Es kommt zur Bildung von Immunkomplexen mit anschließender Komplementaktivierung und einer Exazerbation des entzündlichen Prozesses. Die Zytokine IL-1 und TNF-α führen sowohl zur Freisetzung knorpelabbauender Enzyme (z. B. Kollagenase und Elastase) als auch zur Aktivierung von Osteoklasten. Der genaue Mechanismus der Knorpel- und Knochendestruktion ist noch nicht ausreichend geklärt. Die Zerstörung findet hauptsächlich dort statt, wo sich das hyperplastische synoviale Gewebe (Pannus) über den Gelenkknorpel ausbreitet. Im Laufe der Erkrankung kommt es unbehandelt zu einer völligen Destruktion des befallenen Gelenks und damit einhergehendem Funktionsverlust [1].

Bei der *Ätiologie* der RA scheint die genetische Prädisposition eine große Rolle zu spielen. Dies konnte anhand von Familienuntersuchungen gezeigt werden. Bei Verwandten ersten Grades von Patienten mit seropositiver RA findet sich etwa viermal häufiger eine schwere RA als im Vergleich zur Normalbevölkerung. Zwillingsstudien haben außerdem gezeigt, dass genetische Faktoren nicht nur die Krankheitsempfänglichkeit bestimmen, sondern auch für die Ausprägung der Erkrankung wichtig sind [2]. Da hereditäre Risikofaktoren die Inzidenz der RA aber nicht vollständig erklären, ist davon auszugehen, dass andere Faktoren, wie Umwelt- oder hormonelle Faktoren, ebenfalls bei der Entstehung der RA mitwirken [1].

Die *Diagnose* der RA kann nicht auf Grund eines einzelnen pathognomonischen Merkmals gestellt werden. Die Kombination aus **klinischen, serologischen und radiologischen** Parametern muss zur Diagnosestellung herangezogen werden.

Das klinische Bild der RA-Patienten beginnt meist schleichend mit Müdigkeit, Abgeschlagenheit und unbestimmten muskuloskelettalen Symptomen. Erst allmählich kommt es zum symmetrischen Befall vor allem der kleinen Gelenke, der initial mit minimalen Gelenkergüssen und/oder einer Verdickung der Synovialmembran (Synovialisproliferation) einhergeht. In der klinischen Untersuchung stellen sich die von der RA befallenen Gelenke charakteristischerweise durch Druckschmerzhaftigkeit und Schwellung dar.

Serologisch können bei mehr als zwei Drittel der RA-Patienten RF nachgewiesen werden. Weiterhin sind Antikörper gegen zyklische citrullinierte Peptide (anti-CCP) im Serum vorhanden mit einer mit den RF vergleichbaren Sensitivität, jedoch weitaus höheren Spezifität (>95 %) [3].

Beim Nachweis von

- positiven RF
- positiven Anti-CCP-Antikörpern
- Dauer der RA-spezifischen Symptome ≥ 6 Monate
- Morgensteifigkeit ≥ 1 Stunde
- Arthritis in mehr als 3 Gelenken
- bilateralem Kompressionsschmerz der MTP-Gelenke
- Erosionen an Hand- und/oder Fußgelenken

lässt sich die Wahrscheinlichkeit (in %) des individuellen Risikos für einen persistierenden erosiven Verlauf der RA berechnen [4].

Laborchemisch findet man zusätzlich häufig, vor allem bei Patienten mit einer aktiven RA, erhöhte Akutphase-Proteine, wie das C-reaktive Protein (CRP) sowie eine erhöhte Blutkörperchensenkungsgeschwindigkeit (BSG).

Die European League Against Rheumatism (EULAR) hat aus der BSG, aus der Visuellen Analogskala von 1 bis 100 mm (VAS 1-100 mm) des Patienten zur Krankheitsaktivität und der Anzahl von 28 druckschmerzhaften und 28 geschwollenen Gelenken einen Index entwickelt, der die aktuelle Krankheitsaktivität der RA objektiv beschreiben soll [5]. Dieser sogenannte Disease Activity Score 28 (DAS 28) wird im klinischen Alltag zudem zur Verlaufsbeurteilung, vor allem bei schweren Verläufen der RA, sowie bei intensiven Therapien zur Beurteilung ihrer Wirksamkeit verwendet.

Die vom American College of Rheumatology (ACR) definierten international geltenden Klassifikationskriterien einer RA [6] werden zur Diagnosestellung herangezogen:

1. **Morgensteifigkeit von mindestens einer Stunde Dauer**
2. **Weichteilschwellungen oder Gelenkergüsse an drei oder mehr Gelenkregionen**
3. **Arthritis der Metakarpophalangeal-, der proximalen Interphalangealgelenke oder des Handgelenks**
4. **symmetrische Arthritis**
5. **subkutane Rheumaknoten**
6. **Rheumafaktornachweis im Serum**
7. **typische Röntgenveränderungen: gelenknahe Osteoporose und/oder Erosionen der betroffenen Gelenke**

Sind mindestens vier dieser sieben Kriterien erfüllt, so gilt die Diagnose Rheumatoide Arthritis als gesichert (ACR-Score ≥ 4). Dabei müssen die Kriterien 1.-4. für mindestens 6 Wochen bestehen. Die Kriterien 2.-5. müssen von einem Arzt festgestellt werden.

Die ACR-Kriterien sind zwar spezifisch in der Diagnosestellung der RA, jedoch nur wenig sensitiv [7], und sie eignen sich nicht für eine Frühdiagnose [8]. Aus diesem Grund sind die so genannten Diagnosekriterien für eine „frühe RA" in einer interdisziplinären Leitlinie [9] der Deutschen Gesellschaft für Rheumatologie wie folgt veröffentlicht worden:

Klinik:

- Gelenkschwellungen in > 2 Gelenken für ≥ 6 Wochen
- symmetrisches Verteilungsmuster
- Dauer der Morgensteifigkeit ≥ 60 Minuten

Labor:

- Erhöhung von CRP und/oder BSG
- Diagnosesicherung mittels RF, Anti-CCP-Antikörpern.

Nach den ACR-Kriterien ist eine röntgenologische Aufnahme der klinisch betroffenen Gelenke zur Diagnosestellung erforderlich. Jedoch ist die konventionelle Röntgendiagnostik in der Beurteilung früher entzündlicher und früher erosiver Gelenkveränderungen nicht sensitiv [10, 11]. Indirekte und direkte röntgenologische Zeichen treten frühestens sechs Monate nach Beginn der Erstsymptomatik auf [12]. Wird also die Diagnose der RA erst durch einen röntgenologischen Erosionsnachweis gestellt, dann ist der destruierende Knorpel- und Knochenprozess schon fortgeschritten und meist nicht mehr reversibel [8, 12]. In 90 % der Patienten mit einer frühen RA können Erosionen nach einem Krankheitsverlauf von zwei Jahren detektiert werden, nach zehn Jahren in 96 % dieser Patienten [13]. Eine effektive Therapie im sogenannten „window of opportunity" nach der Diagnosestellung einer RA entscheidet über den weiteren Krankheitsverlauf [14].

Folglich werden zur Darstellung früher entzündlich-rheumatischer Gelenkveränderungen wie Synovialitis, Tenosynovialitis und erosiver Knochenläsionen mittlerweile alternative bildgebende Verfahren wie die Arthrosonographie, die Magnetresonanztomographie, die Computertomographie und die Skelettszintigraphie in der rheumatologischen Diagnostik verwendet. Mit Hilfe dieser diagnostischen Verfahren versuchen Spezialisten, eine frühe RA zu erkennen und frühzeitig zu therapieren, um die Form und Funktion der betroffenen Gelenke zu erhalten. Dabei spielt vor allem die Detektion von Erguss *und* Synovialisproliferation (Synovialitis) im entzündeten Gelenk eine entscheidende Rolle, da sie als prognostischer Faktor für eine Knochenschädigung gilt [15].

Die Therapie der RA erfolgt mit dem Ziel, das Fortschreiten der Erkrankung aufzuhalten bei gleichzeitiger Schmerzlinderung. Eine komplette Remission, die sowohl die klinische als auch die radiographische Remission einschließt, ist das ultimative Ziel in der Therapie der RA [16]. Zur *Therapie* der RA gehört eine Reihe von Medikamenten, die zusätzlich zu

Einleitung

physikalischen und psychosozialen (Selbsthilfegruppen, z. B. Rheuma-Liga) Behandlungsmöglichkeiten verordnet werden. Diese werden in fünf Gruppen eingeteilt [1]. Der ersten Gruppe gehören die nichtsteroidalen Antiphlogistika (NSAIDs) wie Acetylsalicylsäure und andere Cyclooxygenasehemmer an. Sie werden zur symptomatischen Therapie der Schmerzen eingesetzt, wirken entzündungshemmend, haben jedoch keinen Effekt auf den Krankheitsverlauf.

Die zweite Gruppe wird durch orale Glukokortikoide vertreten, die im akuten Schub einer RA als Stoßtherapie und sonst niedrig dosiert (< 7,5 mg Prednisolonäquivalent pro Tag) als so genannte Zusatztherapeutika gegeben werden. Sie können zudem intraartikulär verabreicht werden, wenn die alleinige systemische Therapie nicht ausreicht.

Zu der dritten Therapiestufe gehören die krankheitsmodifizierenden Antirheumatika (DMARDs). Sie werden auch als Basistherapeutika bezeichnet und oft kombiniert, um einen besseren Behandlungseffekt zu erzielen. In der DMARD-Therapie hat sich Methotrexat als Mittel der Wahl bei mittelschwerer bis schwerer RA etabliert, da es als gut verträglich, wirksam und sogar lebensverlängernd durch die Verminderung des Herzinfarktrisikos gilt [8].

Der fünften medikamentös-therapeutischen Gruppe gehören die immunsuppressiven Medikamente Azathioprin, Leflunomid, Ciclosporin und Cyclophosphamid an. Sie sind in ihrer Wirkungsweise und therapeutischen Effektivität vergleichbar mit den DMARDs und werden deshalb auch häufig als eine Gruppe zusammengefasst [8].

Die vierte therapeutische Gruppe umfasst Zytokininhibitoren („Biologicals"). Sie stellen zurzeit die wirkungsvollste Medikamentengruppe dar, da sich bei vielen Patienten unter ihrer Einnahme nicht nur die klinische Symptomatik bessert, sondern sogar röntgenologisch nachgewiesene Gelenkdestruktionen remittieren [17-21]. Die wichtigsten Vertreter dieser Arzneimittelgruppe sind zurzeit die TNF-α-Antagonisten Adalimumab, Infliximab und Etanercept. Adalimumab ist ein voll-humaner TNF-α-Antikörper, Infliximab ein monoklonaler chimärer (75 % humaner und 25 % muriner) TNF-α-Antikörper und Etanercept ein lösliches Fusionsprotein aus TNF-α-Rezeptor und dem Fc-Fragment des humanen IgG1. Zu weiteren gegen Rezeptoren von Zytokinen gerichteten Antikörpern gehört auch Anakinra, ein rekombinanter IL-1-Rezeptor-Antagonist. Der monoklonale chimäre Anti-CD20-Antikörper Rituximab wird ebenfalls mit Erfolg in der Therapie der RA eingesetzt [22]. Eine andere neue Therapieoption in der Biologika-Therapie stellt der kürzlich erst in Deutschland zugelassene monoklonale Antikörper gegen IL-6-Rezeptoren, Tocilizumab, dar [23-25].

Der *Verlauf* der RA ist bei den meisten Patienten progredient. Nur etwa ein Fünftel der RA-Patienten ist nach zehn bis zwölf Jahren nicht von Gelenkdestruktionen und Funktionseinschränkungen betroffen. Zirka 50 Prozent sind nach zehn Jahren arbeitsunfähig. Die Lebenserwartung von RA-Patienten ist im Durchschnitt um sieben Jahre vermindert, wobei der Myokardinfarkt die häufigste Todesursache mit einem dreifach erhöhten Risiko darstellt [8]. Patienten, die an einer RA erkranken, haben insgesamt eine signifikant höhere Mortalität als Gesunde [26].

Die Kombination bestimmter *prognostischer* Faktoren, wie eine deutlich beschleunigte BSG, mehr als 20 betroffene Gelenke, der radiologische Nachweis von Knochenerosionen, das Auftreten von Rheumaknoten, ein hoher Rheumafaktor, rasch zunehmende Gelenkfunktionsstörungen, persistierende Entzündungszeichen, ein hohes Alter bei Erkrankungsbeginn, schwere Begleiterkrankungen, ein niedriger sozioökonomischer Status, ein niedriger Bildungsstand sowie der genetische Nachweis der Klasse-II-Haupthistokompatibilitätskomplex-Allele HLA-DRß1*0401 oder -DRß1*0404 korrelieren wahrscheinlich mit einem aggressiven Verlauf der Erkrankung [1, 27]. An dieser Stelle wird nochmals auf die Visser-Kriterien [4] verwiesen (s. o.). Außerdem spricht eine Homozygotie für das humane Leukozytenantigen HLA-DR4 für einen schweren erosiven Verlauf [8].

1.2 Diagnostische Verfahren in der rheumatologischen Bildgebung

1.2.1 Die Röntgendiagnostik

Eine konventionelle Röntgenuntersuchung (CR) sollte laut Klassifikationskriterien des ACR beim Verdacht auf das Vorliegen einer RA erfolgen [6]. Es empfiehlt sich in diesem Fall, eine Röntgenaufnahme der Hände und Vorfüße durchzuführen [12].
Der primäre Wert der CR liegt in der Erfassung des Ausmaßes des destruierenden Gelenkprozesses der RA, auch um das weitere Prozedere (konservativ vs. operativ) zu bestimmen [1]. Sie wird im klinischen Alltag zur Therapieverlaufskontrolle herangezogen, und ihr Befund entscheidet über eine mögliche Therapieintensivierung bzw. -änderung.
Die Röntgenuntersuchung ist eine Summationstechnik, die die gesamten knöchernen Gelenkanteile abbildet [12].
Der radiologische Nachweis von Erosionen (sogenanntes „Minus-Phänomen") an den MCP-, MTP-, PIP-Gelenken und am Caput ulnae ist weitgehend spezifisch für die RA [28].

Mit Hilfe des Larsen-Scores [29], der eine Erweiterung des bereits im Jahre 1949 entwickelten Steinbrocker-Scores [30] darstellt, kann eine Stadieneinteilung der radiologischen Veränderungen bei der RA folgendermaßen vorgenommen werden:

Grad 1:	periartikuläre Weichteilschwellung, gelenknahe Demineralisation, Gelenkspaltverschmälerung,
Grad 2:	geringe Erosionen und Gelenkspaltverschmälerungen,
Grad 3:	mäßiggradige Erosionen und Gelenkspaltverschmälerungen,
Grad 4:	schwere Erosionen und Gelenkspaltverschmälerungen,
Grad 5:	Destruktionen, Ankylosen (Endzustand der Arthritis).

Dabei wird das am stärksten betroffene Gelenk bewertet.

Andere ausführlichere Röntgenscores, wie zum Beispiel der Sharp-Score [31], finden vorwiegend mit großer Bedeutung in Studien Verwendung. Ein weiterer moderner Score ist der von Ratingen [32], der bisher einzige Score, der auch reparative Veränderungen erfasst. Mit Hilfe dieses Scores werden Veränderungen von 38 Gelenken (acht PIP-, zwei IP-, zehn MCP-Gelenke der Hände, acht Handgelenkregionen, acht MTP- und zwei IP-Gelenke der Füße) beschrieben.

In 17-86 % aller RA-Fälle, vor allem bei aktiven Verläufen, kommt es zum Befall der Halswirbelsäule (HWS) [33-36]. Bei Verdacht auf eine HWS-Beteiligung sollte von dieser eine Röntgenaufnahme in zwei Ebenen erfolgen, da die Gefahr einer atlanto-axialen Dislokation mit möglicher Myelonkompression besteht [8].

Die CR unterliegt lediglich einer minimalen Intra- und Interobservervarianz [37] und steht damit als objektivste Untersuchungsmethode in der rheumatologischen Bildgebung zur Verfügung.

1.2.2 Die Magnetresonanztomographie

Die Magnetresonanztomographie (MRT) zeigt bereits dann typische Veränderungen für eine RA, wenn die CR nur indirekte Hinweise gibt [38-42], und weist Entzündung, Knorpel- und Knochenerosionen bis zu zwei Jahre früher nach als die CR [8]. Sie hat damit eine hohe Sensitivität in der frühzeitigen Erkennung von Weichteil-, Knorpel- und Knochenläsionen und ist zusätzlich durch ihren hohen Weichteilkontrast und mit Hilfe ihrer multiplanaren Darstellungsmöglichkeiten in der Lage, frühe typische Veränderungen wie Synovialitis und Tenosynovialitis zu differenzieren.

Im Gegensatz zu den anderen bildgebenden Verfahren in der Rheumatologie stellt die MRT die einzige nichtinvasive Methode dar, die intraossäre Veränderungen, wie das Knochenmarködem, zuverlässig und sensitiv erfasst. Knochenmarködeme werden als Vorboten knöcherner Erosionen gesehen; sie haben damit einen prädiktiven Wert [43, 44]. Jedoch ist die MR-Tomographie trotz ihres häufigen Gebrauchs eine immer noch teure Untersuchungsmethode, da sie ein technisch aufwendiges Verfahren in der Radiologie darstellt, und sie verlangt eine lange Untersuchungszeit und Personal. Zudem wird zur Beurteilung der Weichteilperfusion oft Kontrastmittel (KM) appliziert, da nur so eine exakte Differenzierung und Graduierung des entzündlichen Gelenkprozesses (Synovialitis vs. Tenosynovialitis) möglich ist. Eine zu häufige KM-gesteuerte MRT-Untersuchung ist aus Risikogründen nicht möglich [45, 46], so dass kurzfristige Verlaufskontrollen per MRT nur in Ausnahmefällen (z. B. im Rahmen von Studien) durchgeführt werden können.

Im Folgenden wird die technische Grundlage der MRT kurz erläutert:
Der menschliche Körper besteht im Wesentlichen aus Protonen, die ein kreisendes Bewegungsmuster aufweisen. Diese können durch ein externes Magnetfeld und die Einstrahlung von Hochfrequenzimpulsen beeinflusst werden. Die dadurch ausgelöste Änderung der Protonenbewegung kann Rückschlüsse auf unterschiedliche Gewebe liefern.

Auf **T1**-gewichteten Aufnahmen sind Gewebe mit langer **T1**-Relaxationszeit, wie z. B. Flüssigkeiten, Wasser, pathologische Gewebe (zum Beispiel Pannus), signalarm (hypointens) und Gewebe mit kurzer **T1**-Relaxationszeit, wie z. B. Fett, signalreich (hyperintens). Auf **T2**-gewichteten Aufnahmen stellt es sich umgekehrt dar: Hier weist eine hohe Signalintensität (Hyperintensität) auf eine aktive Entzündung hin. Durch KM mit paramagnetischen Eigenschaften, wie z. B. Gadolinium (Gd-DTPA von Magnevist®, Schering AG, Berlin, Deutschland), kommt es zu einer verkürzten **T1**-Relaxationszeit und damit zu einer Signalanhebung von Gewebe auf **T1**-gewichteten Bildern. Da entzündlich aktiver Pannus mehr KM aufnimmt als inaktiver (fibrosierter), kann durch **T1** betonte Spinecho (SE)- und durch Gradientenecho (GRE)-Sequenzen mit KM aktiver Pannus von inaktivem Pannus als auch von Erguss zuverlässig differenziert werden [47].

Grundsätzlich sind als technische Voraussetzungen die Hochfeld-MR-Tomographen den Niederfeld-MR-Tomographen vorzuziehen, da bei ersteren ein besseres Signal-zu-Rausch-Verhältnis besteht und damit eine bessere Bildqualität erzielt werden kann. In der rheumatologischen Bildgebung ist für die Aufnahme von peripheren Gelenken auf Grund geringerer Lagerungsschwierigkeiten und geringerer Kosten trotzdem ein dediziertes

Niederfeld-MRT empfehlenswert. Ejbjerg et al. konnten bei RA-Patienten zeigen, dass MRT-Aufnahmen per Niederfeld-MRT eine vergleichbare Aussage zu Hochfeld-MRT-Aufnahmen hinsichtlich Erosionen und Synovialitis erbringen bei vergleichbarer Spezifität und mäßiger Sensitivität [48].

Weiterhin kann durch die Wahl der Untersuchungssequenz eine starke Beeinflussung des Bildkontrasts erreicht werden.

Für eine standardisierte Auswertung von MRT-Bildern werden Scoring-Methoden herangezogen. Im Jahr 2002 hat die OMERACT (Outcome Measures in Rheumatology Clinical Trials)-Gruppe das so genannte „RA MRI scoring system" (RAMRIS) präsentiert. Darin werden einheitliche Definitionen für MR-tomographisch nachgewiesene Knochenmarködeme, Synovialitis und Erosionen der MCP-Gelenke II-V und des Handgelenks (Os carpalia, periphere Ulna, peripherer Radius) beschrieben. Das Knochenmarködem wird je nach dem betroffenen Knochenanteil wie folgt von 0-3 gescort:

Grad 0: 0 %,
Grad 1: 1-33 %,
Grad 2: 34-66 %,
Grad 3: 67-100 %.

Die Synovialitis wird nach ihrem Ausmaß ebenfalls von **Grad 0-3** eingeteilt. Knochenerosionen werden folgendermaßen nach dem betroffenen Knochenanteil von 0-10 graduiert:

Grad 0: 0 %,
Grad 1: 1-10 %,
Grad 2: 11-20 %,
...
Grad 10: 1-100 %.

Die Definitionen werden im „OMERACT RAMRIS"-Atlas vorgestellt [49, 50] und dienen als Basis für eine gute Inter- und Intrareaderübereinstimmung [51].

Zusammenfassend leistet die MRT einen großen Beitrag in der Frühdiagnostik, im Krankheitsstaging als auch beim Therapiemonitoring der RA.

1.2.3 Die Arthrosonographie

Der Gelenkultraschall (US) ist sensitiver als die klinische Untersuchung im Nachweis von Synovialitis, Tenosynovialitis, Tendinitis und Bursitis und in deren Differenzierung voneinander. Dabei ist die Sensitivität von Ergüssen in *allen* Gelenken höher als die der klinischen Untersuchung [10]. Die US-Untersuchung ist sensitiver als die CR im Nachweis von Erosionen, soweit die untersuchten Gelenke der sonographischen Untersuchung zugänglich sind, wie z. B. das Handskelett und das Schultergelenk [10, 52, 53]. Wie bei der röntgenologischen Untersuchung kann die Sonographie dabei leicht zwischen knöchernen Appositionen („Plus-Phänomen", wie z. B. bei Arthrosen) und Erosionen („Minus-Phänomen", weitgehend typisch für die RA) unterscheiden.

Die US- und die MRT-Untersuchung haben eine gleichwertige Aussagefähigkeit bezüglich des Nachweises von Synovialitis und Erosionen [54], dabei ist die Arthrosonographie kostengünstiger und flexibler.

Im Folgenden wird die technische Grundlage des US kurz erläutert:

Für die US-Untersuchung, insbesondere der kleinen Gelenke, werden hochfrequente Schallköpfe, die Ultraschallwellen aussenden, benutzt. Wenn diese auf Grenzflächen (z. B. Knochen) treffen, werden sie reflektiert und vom Schallkopf wieder empfangen und die Echoamplituden werden in Helligkeitspunkte auf einem Schwarzweißbild als sog. „black and white dots" umgewandelt (Brightscan-Modus). Je dichter die untersuchte Struktur (z. B. Kortikalis) ist, desto mehr reflektiert sie die Schallwellen und erscheint umso **echoreicher** (heller) auf dem Bildschirm des Ultraschallgeräts. Wasser hingegen ist das am wenigsten dichte und deshalb kaum reflektierende Medium, weshalb es **echofrei** (schwarz) erscheint.

Um mittels US das Ausmaß der intraartikulären Entzündungsaktivität widerzuspiegeln, wird die Farb-Doppler-/Power-Doppler-Sonographie (FD-/PD-Modus) verwendet. Dabei korreliert die Menge des Farbsignals mit dem Ausmaß der intraartikulären Entzündungsaktivität [55]. Der Pannus bei der RA hat ein erheblich stärkeres Farbsignal als nicht destruktive Synovialisproliferationen bei Arthrose [56]. Damit ist per FD-/ PD-Modus auch die Unterscheidung zwischen verschiedenen Differenzialdiagnosen möglich. Um die Sensitivität des US im FD-/PD-Modus noch weiter zu erhöhen, ist intravenöses KM (z. B. Levovist®, Schering, Deutschland) als Signalverstärker in der wissenschaftlichen Entwicklung [57]. Dieser sogenannte KM-Ultraschall kommt bisher in Hinblick auf die RA jedoch nur in klinischen Studien zur Anwendung.

Die Eindringtiefe der Schallwellen in das Gewebe ist abhängig von der Frequenz des Schallkopfes. Deshalb werden für die technische US-Ausrüstung hochfrequente (7,5-20 MHz) Schallköpfe für oberflächliche Strukturen, wie Sehnen, Bänder und kleine Gelenke, und niedrigfrequente (3,5-5 MHz) Schallköpfe für große und/oder tiefer gelegene Gelenke empfohlen [58, 59].

Für die Dokumentation der US-Befunde und für ihre Wiederholbarkeit werden die von der OMERACT (Outcome Measures in Rheumatology Clinical Trials) empfohlenen Standardschnittebenen herangezogen [58, 60]. Dieses standardisierte Vorgehen stellt sicher, dass ein pathologischer Befund stets in zwei zueinander senkrecht stehenden Schallebenen dokumentiert wird.

Folgende Pathologika sind von der OMERACT bereits definiert worden:

1. **Synovialitis** (engl. synovitis):
    verbreiterter Abstand zwischen Gelenkkapsel und Knochen als Flüssigkeitsansammlung (Erguss) oder Synovialisproliferation; zur weiteren Differenzierung wird hier die Sonographie im FD-/PD-Modus empfohlen (s. o.)
2. **Tenosynovialitis** (engl. tenosynovitis):
    echoarmer Saum um die echoreiche Sehne
3. **Erosion**:
    Unterbrechung der Gelenkkontur in zwei Ebenen [58]
4. **Osteophyten**:
    echogene Randzacken.

Für die Synovialitis gibt es sowohl im B- als auch im PD-Modus semiquantitative Analyse-Scores. Der semiquantitative Synovialitis-Score im B-Bild ist folgendermaßen eingeteilt:

Grad 0:	Normalbefund,
Grad 1:	geringe Anhebung der Gelenkkapsel,
Grad 2:	mäßige Anhebung der Gelenkkapsel,
Grad 3:	ausgeprägte Anhebung der Gelenkkapsel [61].

Der semiquantitative Synovialitis-Score im PD-Modus ist wie folgt definiert:

Grad 0:	kein intraartikuläres PD-Signal,
Grad 1:	1-3 intraartikuläre PD-Signale,

Grad 2: PD-Signal in < 50 % der intraartikulären Fläche,
Grad 3: PD-Signale in ≥ 50 % der intraartikulären Fläche [62].

Weiterhin werden zahlreiche US-Kurse von der DEGUM (Deutsche Gesellschaft für Ultraschall in der Medizin) und der EULAR (European League against Rheumatism) angeboten, um durch allgemeine Standards qualitativ hochwertige und (inter-) national vergleichbare Untersuchungen zu erlernen.

Die Arthrosonographie ist aber nicht nur ein sensitives Verfahren zur Detektion früher entzündlicher Veränderungen bei der RA, wie Synovialitis, Tenosynovialitis und Erosionen, sondern ermöglicht auch gezielte Punktionen und Injektionen/Infiltrationen von Gelenken, Bursen und Sehnenscheiden sowie Nadelbiopsien. Dabei kann unter US-Anwendung die Trefferquote bei Punktionen erhöht werden [63].

Bei Nervenkompressionssyndromen, wie z. B. dem Karpaltunnelsyndrom im Rahmen einer RA, kommt es zu einer sonographisch messbaren Umfangszunahme und echoarmen Darstellung des Nervus medianus, der mit einer sonographisch gesteuerten Glukokortikoid-Infiltration konservativ therapierbar ist [64].

Insgesamt gilt die US-Anwendung als sog. „verlängerter diagnostischer und therapeutischer Finger" des Rheumatologen in der ambulanten Versorgung.

Zusammenfassend ist die Arthrosonographie ein beliebig wiederholbares und kostengünstiges, sog. „Bedside"-Untersuchungsverfahren, durch das der Patient, im Gegensatz zur Röntgenuntersuchung, keiner unnötigen Strahlenbelastung ausgesetzt ist. Außerdem ist die Untersuchung vieler verschiedener Gelenke in einer Sitzung möglich. Dank des technischen Fortschritts ist mit Hilfe dieses Verfahrens eine hohe axiale und transversale Auflösung entzündlich erkrankter Weichteile (Synovialitis und Tenosynovialitis) und destruierter Knorpel- und Knochenoberflächen möglich. Die Arthrosonographie stellt damit ein hilfreiches Verfahren in der Früharthritis-Diagnostik dar. Die per US erhobenen Befunde haben einen erheblichen Einfluss auf die weitere Diagnostik und Therapie [65]. Der US dient zudem zur Verlaufsbeurteilung und damit zur Beurteilung der Therapieeffizienz der rheumatoiden Arthritis.

Im Gegensatz zur MR-Tomographie können hiermit jedoch keine intraossären Prozesse (z. B. Knochenmarködem) nachgewiesen werden und auch keine Strukturen hinter dem Knochen oder erosive Veränderungen in komplexen Gelenken.

Weiterhin gilt der US als das Verfahren mit der höchsten Untersucherabhängigkeit.

1.3 Aktueller Stand zur Validierung der Arthrosonographie

Der rasante Fortschritt der Technik der Arthrosonographie macht eine hochauflösende Darstellung entzündlicher und destruierender Veränderungen, insbesondere im Bereich der kleinen Fuß- und Fingergelenke, möglich. Im Vergleich zu konventionellen Methoden, wie der klinischen Untersuchung, der Labordiagnostik und der CR, stellt hier die Arthrosonographie die sensitivste Methode dar [10, 11]. Sie wird aus diesem Grund zunehmend von Rheumatologen benutzt; eine Validierung zur Überprüfung ihres wissenschaftlichen Anspruches ist deshalb ausgesprochen wichtig.

Ostergaard und Wiell haben in ihrer Arbeit aus dem Jahre 2004 herausgestellt, dass die Daten zur Arthrosonographie-Validierung noch unvollständig sind, weshalb diese Methode bisher keine wissenschaftliche Gültigkeit besitzt. Das Paper nennt die folgenden *fehlenden Validitätskriterien* [66]:

- fehlende Daten zu Übereinstimmungen zwischen histopathologischen und US-Befunden bezüglich Synovialitis an den kleinen Fingergelenken (fehlende „concurrent validity")
- fehlende Daten zum Vorhersagewert (fehlender „predictive value")
(vgl. MR-Tomographie-Untersuchung; diese Methode gilt in dieser Hinsicht als valide, da das Knochenödem einen hohen Vorhersagewert in der Entwicklung späterer Erosionen hat [43, 44])
- fehlende Daten zur Reproduzierbarkeit und zur Überprüfung der Änderungssensitivität (fehlende „sensitivity to change") auf Grund des Mangels an einheitlichen Scoring-Systemen; außerdem seien Inter- und Intraobserveruntersuchungen lediglich an kleinen Gruppen durchgeführt worden ohne Interscanneruntersuchungen.

Ostergaard und Wiell forderten deshalb, unter besonderer Berücksichtigung der o. g. Kriterien, sich daraus ergebende Forschungsschwerpunkte abzuleiten und weitere wissenschaftliche US-Untersuchungen durchzuführen. Erst durch den Vergleich mit Goldstandards, durch die Durchführung von Langzeitverlaufsstudien, durch die Standardisierung der Methode mit Hilfe von quantitativen und semiquantitativen Untersuchungsscores und durch eine explizite Definition von Pathologika sei eine vollständige Validierung der Arthrosonographie zu erreichen [66].

Im Zuge der US-Validierung sind verschiedene Scoring-Systeme publiziert worden. Scheel et al. haben systematisch die MCP- und PIP-Gelenke II bis V von dorsal und von palmar der klinisch dominanten Hand von RA-Patienten vs. einer Gesunden-Kontrollgruppe untersucht. Diese Arbeitsgruppe fand dabei heraus, dass Synovialitis per US häufiger (in 86 % der betroffenen Gelenke) von palmar detektiert werden kann als von dorsal, wo sie lediglich in 14 % isoliert auftritt. In dieser Studie sind die besten Resultate für die Synovialitis-Scores s4 (MCP- und PIP-Gelenke II-V) und s3 (MCP- und PIP-Gelenke II-IV) mit einer AUC („area under ROC-curve") von jeweils 0,9 erreicht worden, wobei auch der Synovialitis-Score s2 (MCP- und PIP-Gelenke II und III) eine gute AUC von 0,85 ergeben hat [62].

Ein anderer Synovialitis-Score von Szkudlarek et al. differenziert, im Gegensatz zu dem Score von Scheel et al., zwischen Erguss und Synovialisproliferation [61].

Naredo et al. untersuchten die Pathologika Erguss, Synovialitis und PD-Aktivität. Diese Arbeitsgruppe fand heraus, dass ein Zwölf-Gelenke-Score (beide MCP- und PIP-Gelenke II und III, beide Handgelenke und beide Kniegelenke) eine gute Korrelation zu einem 60-Gelenke-Score zeigte. Folglich könne ein US-Score mit einer reduzierten Anzahl von Gelenken die gesamte RA-Krankheitsaktivität gut widerspiegeln [67].

Zuletzt hat die Arbeitsgruppe Backhaus et al. einen Sieben-Gelenke-Score entwickelt, der als erster US-Score die Pathologika Synovialitis und Tenosynovialitis/Paratenonitis, sowohl im B- und im PD-Modus, als auch Erosionen in ein Scoring-System einschließt. In der diesbezüglichen Publikation konnte anhand von 120 RA- und Psoriasisarthritis-Patienten gezeigt werden, dass sich dieser so genannte US7-Score hinsichtlich der Synovialitis und der Tenosynovialitis (B- und PD-Modus), im Vergleich zu den Parametern DAS28, CRP und BSG, ebenfalls signifikant über einen Zeitraum von sechs Monaten reduziert, wohingegen der Erosionsscore gleich bleibt [68].

Bis heute gibt es noch keinen einheitlichen, international gültigen, von der OMERACT anerkannten Score in der Methode der Arthrosonographie; der US erfüllt also nicht die Validitätskriterien als wissenschaftlich basiertes Instrument.

1.4 Aktueller Stand zur (Langzeit-) Vergleichsbeurteilung der Arthrosonographie

Viele bildgebende Vergleichsstudien konnten bereits zeigen, dass die Arthrosonographie ein sensitives Instrument in der Aufdeckung von frühen entzündlichen Veränderungen bei der RA (Synovialitis, Tenosynovialitis und Erosionen) ist, auch im Vergleich zu anderen bildgebenden Verfahren [10, 11, 52, 54, 69, 70]. Bisher gibt es jedoch kaum Langzeitvergleichsuntersuchungen, so dass der prädiktive Wert, ein wichtiges Validitätskriterium (s. o.) der US-Methode, bisher nicht geklärt ist. Mit Ausnahme der Zwei-

Jahres-Verlaufsstudie von Backhaus et al., auf der die Sieben-Jahres-Verlaufstudie, die ein Thema dieser Arbeit darstellt (**Studie 1**), aufbaut, ist bisher keine Studie publiziert worden, die systematisch die arthrosonographisch erhobenen Befunde über einen so langen Untersuchungszeitraum und mit bereits validierten Methoden, wie Röntgen und/oder MRT vergleicht. Bisher liefert die vergleichbare Sensitivität zwischen US und MRT nur einen indirekten Hinweis auf einen möglichen Vorhersagewert der per US detektierten Befunde für spätere Erosionen. Die MRT-Untersuchung gilt u. a. deshalb als valide, da das per MRT detektierte Knochenödem einen prädiktiven Wert für die spätere Entwicklung von Erosionen hat [43, 44].

1.5 Aktueller Stand zur Inter-reader-Reliabilität in der Arthrosonographie

Scheel et al. haben als erste Arbeitsgruppe die Inter-reader-Reliabilität zwischen 14 internationalen Arthrosonographie-Experten untersucht. Zuvor war es lediglich zu einer Inter- und Intra-reader-Reliabilitätsmessung zwischen zwei Untersuchern [10, 52, 61, 71, 72] und dem Befunden von fixierten US-Untersuchungsaufnahmen [10, 73] gekommen. Die Mitglieder dieser EULAR-Expertengruppe haben US-Bilder selbständig dynamisch erhoben, und ihre Befunde sind untereinander sowie mit den als Goldstandard geltenden MRT-Aufnahmen verglichen worden. Es ergab sich für die untersuchten Schulter-, Knie-, Sprung-, Hand- und Fingergelenke insgesamt ein kappa (κ)- Übereinstimmungswert von 0,76. Die gesamte prozentuale Übereinstimmung im Vergleich zur MRT lag bei 81,6 %. Diese Studie stellt die erste internationale Studie dar, die die Inter-reader-Reliabilität einer großen Gruppe erfahrener US-Spezialisten untersucht und mit einem mäßigen bis guten Ergebnis beurteilt [74].

Eine weitere größere Studie, die zur Validierung der Arthrosonographie-Methode beigetragen hat, ist die von Naredo et al. durchgeführte Inter-reader-Reliabilitätsstudie zwischen 23 US-Experten. In dieser Studie sind klinisch dominante Schulter-, Knie-, Hand- und Fingergelenke sowie Sprung- und Zehengelenke von 24 Patienten untersucht worden. Dabei ergab sich eine hervorragende κ-Übereinstimmung von 0,82 in der Untersuchung von Kniegelenksbursitiden und Bakerzysten. Eine mangelnde Übereinstimmung zeigte sich in der Definition (gesund vs. pathologisch) von Rotatorenmanschettenläsionen (wie Tendinosis) und kompletten bzw. Teilrupturen sowie in der Definition kleinster Flüssigkeitsansammlungen innerhalb des Synovialraumes als auch in Bursen und in Sehnenscheiden [75].

Eine weitere Inter- und Intra-reader-Reliabilitätsstudie ist mit Hilfe von Videofilmen, in denen die Power-Doppler-Aktivität durch 17 US-Untersucher sowohl qualitativ als auch semiquantitativ beurteilt worden ist, von Koski et al. durchgeführt worden. Diese Studie ergab moderate bis gute Übereinstimmungen (κ = 0,52-0,82) [73].

Diese Inter-reader-Reliabilitätsstudien zeigen, dass klare Definitionen von Pathologien erforderlich und regelmäßige Trainingskurse notwendig sind, um die Reproduzierbarkeit der US-Methode zu gewährleisten.

Brown et al. fordern allgemeine Standards für den Gebrauch des Gelenkultraschalls; es seien nach Meinung dieser Arbeitsgruppe wenigstens 100 Trainingsstunden notwendig, um diese Methode zu erlernen [76].

D'Agostino et al. kommen in einer Studie, in der US-Lernkurven von unterschiedlich erfahrenen Ultraschalluntersuchern erarbeitet werden, zu dem Schluss, dass Rheumatologen mit wenig oder gar keinen Erfahrungen auf dem Gebiet der Arthrosonographie der kleinen Gelenke wenigstens 70 US-Untersuchungen gemacht haben müssen, um eine adäquate „Arthrosonographie-Kompetenz" zu erwerben. In dieser Studie sind MCP-, PIP- und MTP-Gelenke auf Synovialitis untersucht worden. Nach Meinung der Autoren sollte dabei das Erlernen der US-Kompetenz aktiv, d.h. praktisch geschehen, da auf diesem Weg diese Methode schneller erlernt werde [77].

Zuletzt ist von D'Agostino et al. eine Interscanner-Untersuchung durchgeführt worden. In dieser Reliabilitätsstudie sind verschiedene Ultraschallgeräte von US-Experten wiederholt verwendet worden, mit einem guten Übereinstimmungskoeffizienten (analog zu κ) von über 0,65. Folglich führe nicht der Unterschied des US-Geräts zur Variabilität in dem Ergebnis der Untersuchung, sondern der Patient bzw. sein zu untersuchendes Gelenk [78].

1.6 Zielsetzung der Arbeit

Mittels der im Folgenden vorgestellten Studien soll ein Beitrag in der Validitätsprüfung der Arthrosonographie-Methode geleistet werden.

Die erste Studie (**Studie 1**) stellt eine vergleichende Langzeitverlaufsuntersuchung über einen Zeitraum von sieben Jahren dar, die systematisch die Aussagefähigkeit der US-Methode im Vergleich zu laborchemischen (CRP, BSG), klinischen (druckschmerzhafte/geschwollene Gelenke) und anderen bildgebenden Verfahren (CR, MRT) ermittelt. In diese Studie sind 16 Patienten mit einer RA eingeschlossen worden, deren radiologischer Verlauf unter einer konstanten Basistherapie mit DMARDs ermittelt wird, insbesondere unter dem Gesichtspunkt der Entwicklung von initial per US und MRT detektierten Erosionen, die sieben Jahre später im Röntgen gesehen werden.

Die zweite Studie (**Studie 2**) ist eine Reliabilitätsstudie, die die Übereinstimmung zwischen unterschiedlich erfahrenen Untersuchern (zehn Jahre US-Erfahrung vs. zehn Monate bzw. einen Monat US-Erfahrung) in der arthrosonographischen Beurteilung typischer RA-Pathologien von Finger-, Schulter-, Knie- und Sprunggelenken untersucht. Sie hat damit zum Ziel, die als sehr untersucherabhängig geltende Methode des Gelenkultraschalls zu überprüfen. In dieser Studie wird außerdem die wachsende Kompetenz des US-Anfängers anhand einer Lernkurve in Abhängigkeit zur Anzahl der Untersuchungszyklen ermittelt.

2 Patienten und Methoden

2.1 Studie 1: Bildgebende Langzeitvergleichsstudie von kleinen Fingergelenken bei rheumatoider Arthritis

2.1.1 Patienten und Gelenkregionen

Insgesamt wurden in diese Follow-up-Studie 16 Patienten (elf Frauen und fünf Männer) im Alter von 27 bis 75 Jahren (Median = 58,6 Jahre), die laut ACR-Kriterien an einer RA leiden [6], eingeschlossen. Diese Patienten wurden in der Fachambulanz der Medizinischen Klinik mit Schwerpunkt Rheumatologie und Klinische Immunologie des Universitätsklinikums Charité zu Berlin wiederholt untersucht. Ihre durchschnittliche Erkrankungsdauer betrug 14,7 Jahre. Diese Patienten waren bereits sieben Jahre zuvor von Backhaus et al. [10] mit den Verfahren der rheumatologischen Bildgebung US, MRT und CR untersucht worden. Nach dem Larsen-Stadium wurden die im Vorfeld untersuchten Patienten in zwei Gruppen wie folgt unterteilt: Larsen-Stadium 0-I: Gruppe 1; ab Larsen-Stadium II (röntgenologisch sichere Erosion): Gruppe 2.

Alle 16 RA-Patienten wurden durchgehend medikamentös mit Methotrexat behandelt. Zwei Patienten aus diesem Kollektiv bekamen zusätzlich Sulfasalazin beziehungsweise Leflunomid.

Bei allen Patienten wurden die Entzündungsparameter

- **Blutkörperchensenkungsgeschwindigkeit (BSG)** und
- **C-reaktives Protein (CRP)**

am Untersuchungstag bestimmt.

Sowohl die klinische als auch die bildgebende Untersuchung (Röntgen, Arthrosonographie und MRT) wurden stets [vgl. [10]] an der klinisch stärker betroffenen Hand (10x rechte Hand, 6x linke Hand) vorgenommen.

Im Einzelnen sind die

- **MCP-Gelenke II-V** und die
- **PIP-Gelenke II-V**

der bezüglich arthritischer Schwellung und Druckschmerzhaftigkeit beschwerdeführenden Hand (insgesamt 128 Gelenke) untersucht worden.

Auf Grund der hohen Interobserver-Variabilität in der US-Untersuchung der MCP I- und der IP-Gelenke [10] wurde auf die Beurteilung dieser Gelenke im Verlauf verzichtet.

Die einzelnen Untersuchungen erfolgten durch die jeweiligen Spezialisten blind zueinander und im Hinblick auf die Vorbefunde. Die klinische Untersuchung sowie die bildgebenden Untersuchungen wurden am selben Tag durchgeführt. Auf Grund des technischen Fortschritts konnten die MR-Tomographie- und die Gelenkultraschallverlaufsuntersuchungen nicht mit denselben Geräten wie sieben Jahre zuvor durchgeführt werden.

2.1.2 Untersuchungsmethoden

2.1.2.1 Klinische Untersuchung

Die **klinische Untersuchung** ist durch zwei Spezialisten durchgeführt worden. Sie haben alle 128 Gelenke auf

- **arthritische Weichteilschwellung** und
- **Druckschmerz**

untersucht (in Analogie zum DAS28; siehe **Abb. 1**).

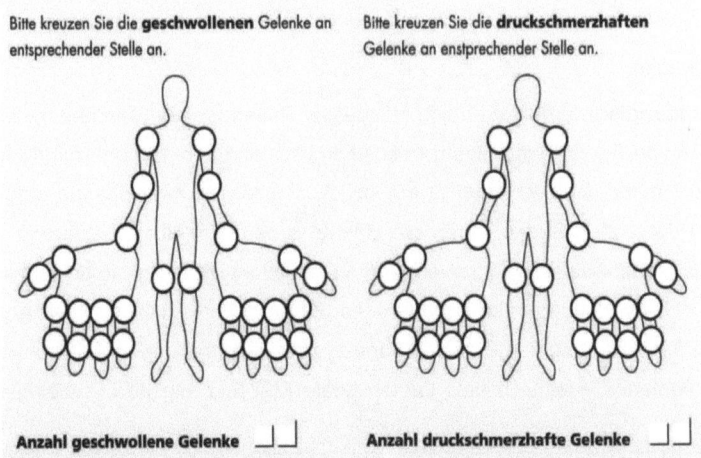

Abb. 1: *Erhebungsbögen für die klinische Untersuchung zur Erfassung arthritisch geschwollener sowie druckschmerzhafter Gelenke in Analogie zum DAS28*

Der jeweilige Befund wurde von ihnen durch ein binäres System beschrieben:

0 = nein (physiologischer Untersuchungsbefund)

1 = ja (pathologischer Untersuchungsbefund)

2.1.2.2 Labor

Für die **laborchemische Untersuchung** wurden die Entzündungswerte BSG und CRP am Untersuchungstag wie folgt bestimmt:

1. BSG nach Westergren: Es kommt durch Zugabe von Citratlösung in dadurch antikoaguliertem Blut zur Sedimentation. Entzündungen, Autoimmunkrankheiten, hämatologische Erkrankungen u. a. führen zu einer zum Teil stark erhöhten BSG.

   Normwerte: männlich bis 15 mm/h, weiblich bis 20 mm/h,

   Normwerte bei Patienten über 50 Jahre: männlich bis 20 mm/h, weiblich bis 30 mm/h

2. CRP: Es gilt als klassisches „Akute-Phase-Protein", das unspezifisch infolge entzündlicher Prozesse gebildet wird. IL-6 und andere Zytokine führen zu einer CRP-Bildung in der Leber.

   Normwert: CRP < 0,5 mg/dl bzw. < 5 mg/l [8].

2.1.2.3 Röntgen

In der **Röntgendiagnostik** sind beide Hände der Patienten laut Standard, d. h. mit einer Fokusgröße von 0,6 mm und einem Fokus-Film-Abstand von 100 cm, mit 43 kV und 11 mA bei 38,1 msec (*im Jahr 1996:* 9 mA bei 38,1 msec) in zwei Ebenen aufgenommen worden. In der ersten Ebene waren die Hände in neutraler Position und die Aufnahme wurde im posterior-anterioren Strahlengang erstellt (siehe **Abb. 2a**). In der zweiten Ebene befanden sich die Hände in der so genannten „Zitherspieler"-Position (siehe **Abb. 2b**) zur besseren Differenzierung von Erosionen und zystoiden Aufhellungen. Die Auswertung der Röntgenaufnahmen erfolgte mittels Larsen-Score [29] und folgende Pathologika wurden beurteilt:

- gelenknahe Demineralisation,
- Weichteilschwellung,
- zystoide Aufhellungen,
- Erosionen/Usuren,

- arthrotische Veränderungen.

Die Auswertung wurde wie folgt qualitativ vorgenommen

0 = keine pathologischen Veränderungen, d. h. keine sicheren Erosionen
1 = pathologische Veränderungen, d. h. röntgenologisch sichere Erosionen

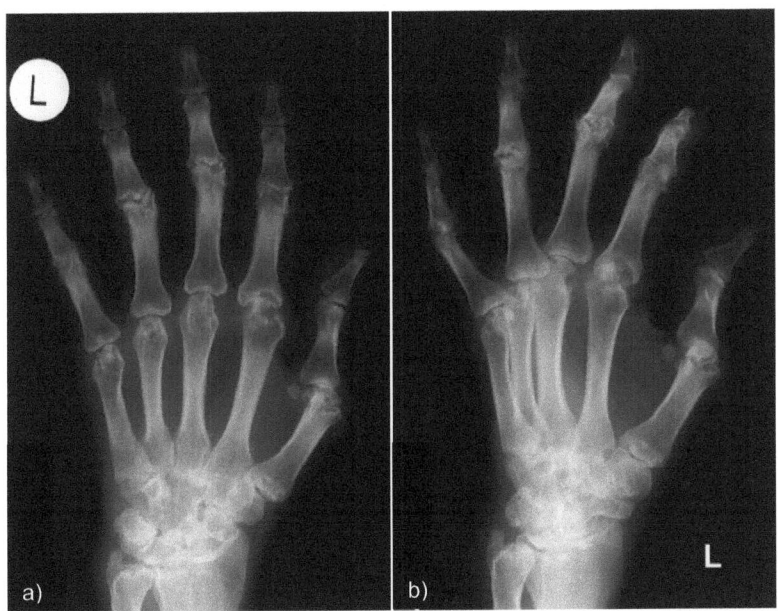

Abb. 2: *Röntgenologische Darstellung der linken Hand einer RA-Patientin in a) neutraler Position und b) „Zitherspieler"-Position*

2.1.2.4 Arthrosonographie

In der **arthrosonographischen Darstellung** der 128 Fingergelenke wurde 1996 ein Linearschallkopf mit einer Frequenz von 7,5 MHz verwendet (Ultramark 4, Philipps ATL, Bothell, USA). Dieser besaß nach den damaligen Empfehlungen zur Untersuchung der kleinen Gelenke einen Schallverstärker als so genannte Vorlaufstrecke, um im Nahbereich besser fokussieren zu können.

2003 wurde ein 5- bis 10-MHz-Schallkopf ohne Schallverstärker, ein so genannter „hockey stick" von Phillips ATL CL 10-5, HDI 3500 Bothell, USA verwendet.

Alle 128 Fingergelenke sind in Extensionsstellung von dorsal und palmar dynamisch untersucht worden. Sie sind zunächst im Longitudinalschnitt beurteilt worden. Bei einem pathologischen Befund wurde zusätzlich eine transversale Aufnahme zur Sicherung des Befundes gemacht. 2003 sind die MCP-II-Gelenke zusätzlich von radial und die MCP-V-Gelenke von ulnar zur sensitiveren Untersuchung von Erosionen (vgl. Wakefield et al. [52]) beurteilt worden. Alle Fingergelenke wurden auf das Vorhandensein der folgenden Pathologika untersucht:

1. *Synovialitis*

Als Synovialitis ist diejenige Struktur beurteilt worden, die sich unterhalb der Gelenkkapsel der MCP- und PIP-Gelenke echoarm bzw. echofrei (siehe Abb. 3 [*]) darstellte.

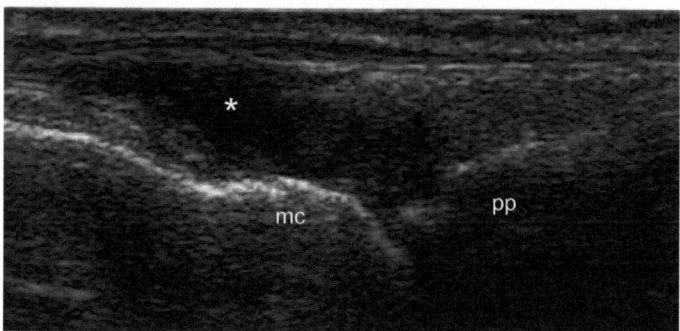

Abb. 3: *Synovialitis (*) im MCP-Gelenk III von dorsal im Längsschnitt; mc: Caput des Os metacarpale, pp: Basis der proximalen Phalanx*

2. Erosion

Eine Konturunterbrechung der Knochenoberfläche in zwei Ebenen ist als Erosion (siehe **Abb. 4**) beschrieben worden [60].

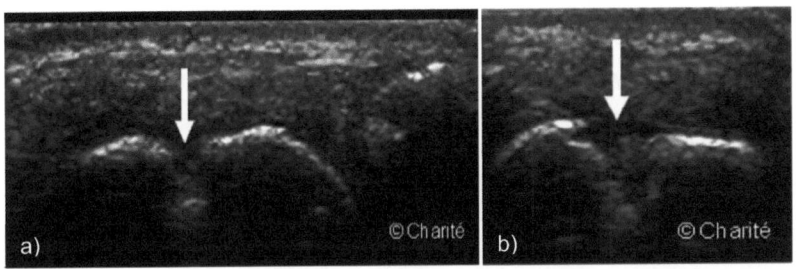

Abb. 4: Erosion im MCP-Gelenk II von radial im a) Längs- und b) Querschnitt

Die von dorsal und/oder von palmar erhobenen Befunde wurden qualitativ wie folgt beurteilt:
0 = physiologischer Befund
1 = pathologischer Befund

2.1.2.5 Magnetresonanztomographie

Die **MRT** galt in dieser Sieben-Jahres-Verlaufsstudie als Goldstandard, da sie durch ihre hohe Korrelation zum histologischen Befund sowie auf Grund ihres hohen prädiktiven Wertes als valide Untersuchungsmethode gilt [79-82]. Die Ausgangsbefunde wurden 1996 mit einem 0,2-Tesla-Untersuchungsgerät (Magnetom Open, Siemens, Erlangen, Deutschland) erhoben, welches die klinisch beschwerdeführende Hand des sitzenden Patienten dreidimensional und in T1-gewichteter Echosequenz vor und nach intravenöser KM-Gabe aufgenommen hat. Als nichtionisches paramagnetisches KM ist hierzu Gadodiamid (Gd-DTPA-BMA oder Omniscan®, Nycomed, Oslo, Norwegen) in einer Dosis von 0,3 mmol/kg Körpergewicht verabreicht worden.

Im Jahre 2003 ist die klinisch dominante Hand mit einer 0,2-Tesla-Einheit (Esaote C-Scan, Genua, Italien) dreidimensional und T1-gewichtet vor und nach Kontrastmittelgabe von Gadolinium (Magnevist®, Schering AG, Berlin, Deutschland) untersucht worden. Dieses Kontrastmittel ist in einer Dosis von 0,2 mmol/kg Körpergewicht appliziert worden.

Die Beurteilung der MRT-Aufnahmen ist mit Hilfe des auf europäischer Ebene entwickelten und standardisierten Beurteilungssystems (OMERACT RAMRIS, [50] s. o.) wie folgt vorgenommen worden:

Synovialitis wurde als diejenige KM-anreichernde Struktur beurteilt, die sich über die normale Synovia ausbreitet.

Erosive Veränderungen sind in T1-gewichteter Sequenz als eindeutiger Defekt der kortikalen Struktur in zwei Ebenen in korrekter gelenknaher Lokalisation definiert worden.

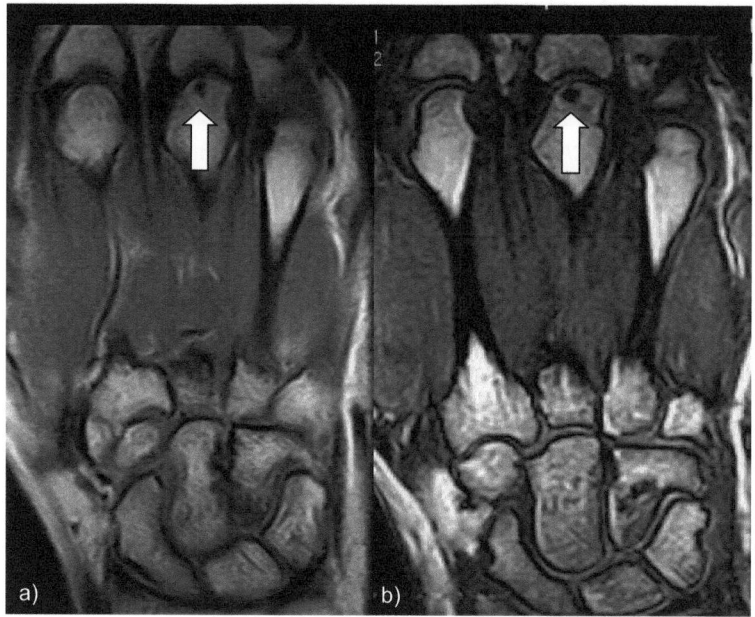

Abb. 5: *T1-gewichtete MRT-Aufnahme der rechten Hand eines RA-Patienten vor (a) und nach (b) KM-Gabe; beginnende Erosion am MCP-Gelenk III (→)*

Das Vorhandensein von Synovialitis und Erosionen an den MCP- und PIP-Gelenken wurde qualitativ als

0 = normaler Befund

1 = pathologischer Befund beurteilt.

Die Beurteilung der MR-Tomographieaufnahmen erfolgte blind, d. h. ohne Kenntnis der Ergebnisse der klinischen und der übrigen bildgebenden Untersuchungen.

2.1.2.6 Statistik

Zur deskriptiven statistischen Darstellung der vorliegenden Sieben-Jahres-Verlaufsstudie ist der McNemar-Test verwendet worden. Als Irrtumswahrscheinlichkeit (p) wurde ein Signifikanzniveau von alpha < 0,05 gewählt.

Die mathematischen Analysen sind größtenteils mit dem Computerprogramm Statistica (Tulsa, Oklahoma, USA) durchgeführt worden. Die Vorhersagewerte wurden mit dem Programm SPSS 17.0 (SPSS, Chicago, Illinois, USA) berechnet.

Dabei ist nach Rücksprache mit der mir zugeteilten Statistikerin der Medizinisch-statistischen Fakultät der Universität Göttingen die statistische Auswertung von mir, Sarah Ohrndorf, selbständig vorgenommen worden.

2.2 Studie 2: Inter-reader-Reliabilitätsstudie

2.2.1 Patienten und Gelenkregionen

In diese Studie sind fünfzehn Patienten (zehn Frauen, fünf Männer), die laut ACR-Kriterien [6] an einer RA leiden, eingeschlossen worden. Sie waren im Alter zwischen 29 und 84 (Median = 55,5) Jahren. Dieses Patientenkollektiv ist im Zeitraum von zwei Monaten aus der Fachambulanz des Universitätsklinikums Göttingen mit Schwerpunkt Rheumatologie und Nephrologie rekrutiert worden. Jeder Patient ist von drei unterschiedlich erfahrenen Gelenkultraschall-Untersuchern an einem Tag untersucht worden.

Die folgenden acht Gelenke dieser Patienten sind arthrosonographisch evaluiert worden:
- **die MCP II-, III- und PIP-II- und -III-Gelenke,**
- **das Schultergelenk,**
- **das Kniegelenk,**
- **das tibiotalare und das talonavikulare Gelenk.**

Dabei ist jeweils das klinisch dominante Gelenk untersucht worden. Insgesamt sind von jedem Untersucher 120 Gelenke arthrosonographisch beurteilt worden.

2.2.2 Untersuchungsmethoden

2.2.2.1 Untersucher

Drei **Ultraschalluntersucher** mit unterschiedlich langen US-Erfahrungen haben die in diese Studie eingeschlossenen Patienten unabhängig voneinander und blind zueinander jeweils an einem Tag untersucht.

Der Untersucher mit der längsten US-Erfahrung („*Senior*") galt zum Zeitpunkt der Studie durch seine Zugehörigkeit zur EULAR- als auch zur OMERACT-US-Expertengruppe als Spezialist auf dem Gebiet der Arthrosonographie. Er hatte ca. zehn Jahre Ultraschallerfahrungen und war als Seminarleiter (entsprechend der DEGUM-Stufe III) für Ultraschallkurse tätig.

Der „*Junior*"-Untersucher hatte zum Zeitpunkt der Studie ca. zehn Monate Arthrosonographie-Erfahrungen. Während dieser Zeit bestand seine US-Tätigkeit in der Durchführung von Routinediagnostik als auch von US-Studien; er untersuchte etwa zwei bis drei Patienten pro Tag, darunter am häufigsten die Finger- und Fußgelenke von RA-Patienten im Rahmen von Studien.

Der Untersucher mit den geringsten Erfahrungen („Anfänger") auf dem US-Gebiet ist vor Beginn der Studie einen Monat lang ca. zwölf Stunden pro Woche vom Senior unterrichtet worden. Dazu sind ihm die wichtigsten Standardschnittebenen anhand von praktischen Beispielen in der täglichen ambulanten rheumatologischen Routinediagnostik, vornehmlich bei RA-Patienten, vermittelt worden. Vor Beginn dieser Studie hatte er folglich insgesamt ca. 50 Stunden US-Erfahrungen.

2.2.2.2 Arthrosonographie

Die **arthrosonographische Untersuchung** der 120 Gelenke wurde von allen Untersuchern mit demselben Gerät von Esaote (Esaote Technos MPX, Esaote S.p.A., Genua, Italien) durchgeführt, wobei die kleinen Gelenke (Finger- und Sprunggelenke) mit dem 8- bis 14-MHz-Linearschallkopf und die großen Gelenke (Schulter- und Kniegelenke) mit dem 4- bis 13-MHz-Linearschallkopf anhand der EULAR- [58, 60] und der DEGUM-Standardschnittebenen [83-86] untersucht worden sind.

Alle US-Untersuchungen erfolgten ausschließlich im B-Modus.

Die Fingergelenke **MCP II, III** und **PIP II, III** sind wie folgt untersucht worden:
1. Palmarer und dorsaler Longitudinalschnitt über den genannten PIP- und MCP-Gelenken mit der Frage nach Gelenkerguss (echofrei) und/oder Synovialisproliferation (echoarm bis echoreich) [83]; beide intraartikulären Strukturen sind als *Synovialitis* zusammengefasst worden; der Cut-off zwischen „gesund" und „pathologisch" wurde hierfür ab 0,6 mm [vgl. [62]] gewählt.
2. Palmarer und dorsaler Longitudinalschnitt und, wenn erforderlich, palmarer und dorsaler Transversalschnitt über den genannten PIP- und MCP-Gelenken mit der Frage nach Unterbrechung der Gelenkkontur, die in beiden Ebenen reproduzierbar ist [60]. Dieser Befund wurde als *Erosion* gewertet. Das MCP-Gelenk II ist hinsichtlich einer Erosion außerdem von radial untersucht worden.

Das **Schultergelenk** ist folgendermaßen untersucht worden:
1. Im ventralen und dorsalen Längs- und Querschnitt auf Synovialitis nach o. g. Definition
2. Im ventralen und dorsalen Längs- und Querschnitt auf Erosionen nach o. g. Definition

Patienten und Methoden

3. Im ventralen Längs- und Querschnitt über dem Sulcus intertubercularis auf eine Tenosynovialitis der langen Bizepssehne (BS), die als echoarmer Saum um die echoreiche Sehne („Spiegeleidarstellung" [84]; **siehe Abb. 6a**) definiert worden ist.
4. Einer Bursitis subdeltoidea ist in der ventralen, lateralen und dorsalen Ebene im Quer- und Längsschnitt nachgegangen worden.
5. Eine Rotatorenmanschetten (RM)-Teil- bzw. vollständige Ruptur wurde im ventralen Längs- und Querschnitt („Reifenstruktur" [84]) untersucht.

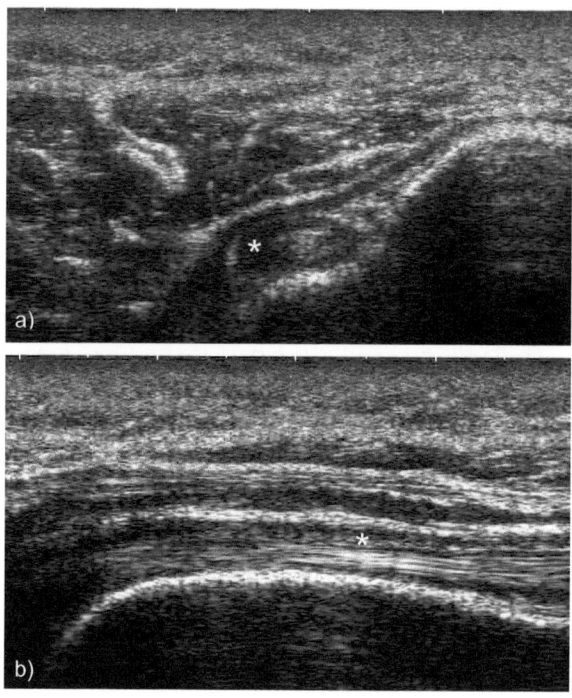

Abb. 6. *Tenosynovialitis (*) der langen Bizepssehne im a) Transversal- und b) Longitudinalschnitt*

Bezüglich des **Kniegelenkes** haben die Untersucher folgende Pathologika beurteilt:
1. Ein suprapatellärer Erguss wurde im suprapatellären Längs- und Querschnitt mit Ausdehnung nach medial und lateral erfasst (siehe **Abb. 7**).

2. Erosionen im medialen und lateralen Gelenkspalt wurden im medialen Epicondylus femoris/Tibia bzw. lateralen Epicondylus femoris/Tibia bzw. Fibula (weiter distal) beurteilt.
3. Die Popliteaizyste (Bakerzyste) ist im dorsalen Längs- und Querschnitt als klar abgrenzbare echoarme Raumforderung mit möglicher Verbindung zum Gelenkspalt zu erkennen (siehe **Abb. 8**) [85].

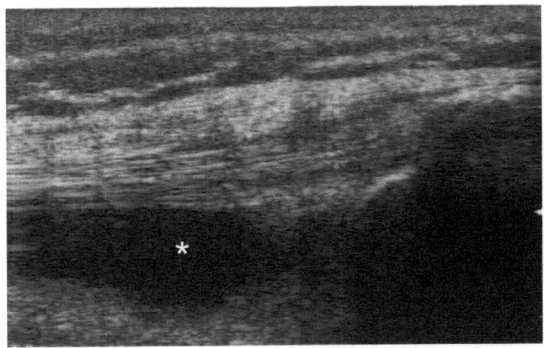

Abb. 7: *Suprapatellärer Erguss (*) im Längsschnitt*

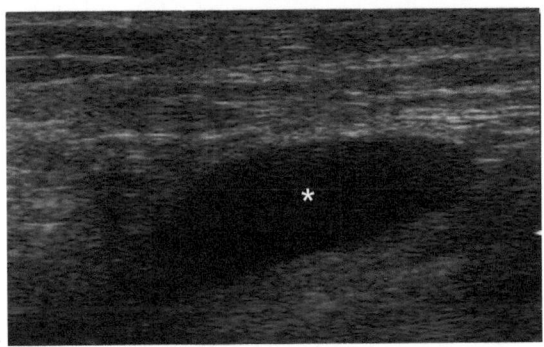

Abb. 8: *Popliteaizyste (*) im Längsschnitt*

Das **obere** (tibiotalare) **Sprunggelenk** ist im Hinblick auf
1. Erguss im ventralen Längs- und Querschnitt mit Abbildung der Tibiavorderkante und des Os talus (siehe **Abb. 9**) und

2. Erosionen nach o. g. Definition im ventralen Längs- und Querschnitt untersucht worden.

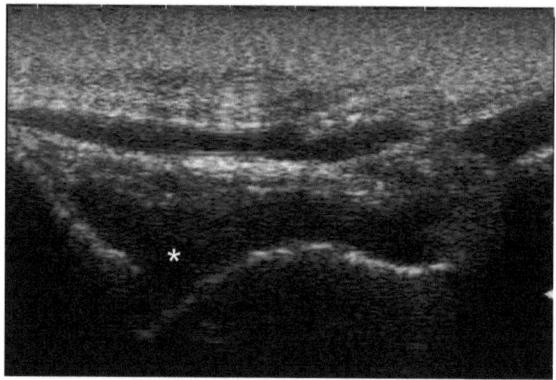

Abb. 9: Erguss (*) im oberen Sprunggelenk im Längsschnitt

Das **untere vordere** (talonavikulare) **Sprunggelenk** ist lediglich auf
1. Erguss im ventralen Längs- und Querschnitt mit Abbildung des Talus und des Os navikulare (talonavikulares Gelenk) untersucht worden (siehe **Abb. 10**) [86].

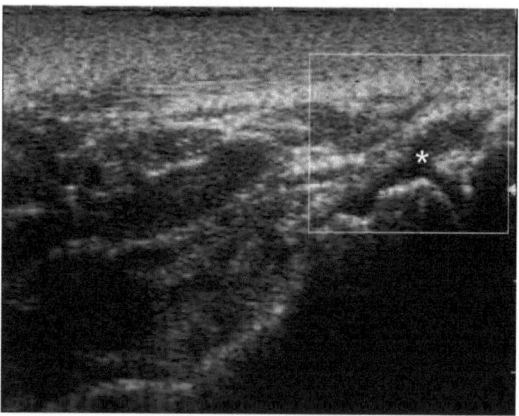

Abb. 10: Kleiner Erguss (*) im unteren vorderen Sprunggelenk

Die Auswertung der arthrosonographischen Untersuchung wurde für alle Pathologika wie folgt qualitativ durchgeführt:

0 = **physiologischer Befund**

1 = **pathologischer Befund.**

Jedem Untersucher sind vor Beginn der jeweiligen arthrosonographischen Untersuchung Dokumentationsbögen ausgeteilt worden, anhand derer die Untersuchung systematisch und strukturiert durchgeführt werden konnte.
Die Untersuchungszeit betrug insgesamt ca. 30 („Senior") bis 50 („Anfänger") Minuten.

2.2.2.3 Statistik

Die Ergebnisse des „Senior"-Untersuchers sind in der statistischen Auswertung als Goldstandard verwendet worden. Mit Hilfe des Statistikprogramms SAS 8.02 (SAS Institute Inc., Cary, NC, USA) konnten so durch den Vergleich der jeweiligen Ergebnisse des „Junior"- und des „Anfänger"-Untersuchers mit denen des „Seniors" kappa (κ)-Koeffizienten, prozentuale Übereinstimmungen, Sensitivitäten und Spezifitäten ermittelt werden. Die so erhobenen Inter-reader-Übereinstimmungen bezogen sich sowohl auf den Zeitraum der Untersuchung als auch auf die unterschiedlichen untersuchten Gelenke mit ihren definierten Pathologien.

Mit Hilfe der Bestimmung von κ-Werten und prozentualen Übereinstimmungen zwischen „Senior" und „Anfänger" ergab sich aus dem Untersuchungszeitraum von zwei Monaten eine Lernkurve.

Der κ-Wert ist ein Maß, welches zufallskorrigiert die Übereinstimmung zwischen zwei Untersuchern wiedergibt. Die Einteilung der Übereinstimmung nach den κ-Koeffizienten erfolgt wie folgt: κ < 0,0: schlechte; κ = 0-0,20: geringe; κ = 0,21-0,40: ausreichende; κ = 0,41-0,60: mäßige; κ = 0,61-0,80: substanzielle und κ = 0,81-1,0: annähernd perfekte Übereinstimmung [87]. Die prozentuale Übereinstimmung wird folgendermaßen berechnet: Anzahl der von allen „ratern" (hier: Untersuchern) gleich beurteilten Pathologien dividiert durch die Anzahl der insgesamt beurteilten Pathologien x 100 %. Unter der Sensitivität eines Untersuchers versteht man die Wahrscheinlichkeit, dass eine Pathologie auch als solche von ihm erkannt wird; dann fällt das Ergebnis positiv aus. Unter der Spezifität eines Untersuchers versteht man die Wahrscheinlichkeit, dass ein physiologischer Befund als solcher von ihm erkannt wird [88].

3 Ergebnisse der durchgeführten Studien

3.1 Studie 1: Ergebnisse der bildgebenden Langzeitvergleichsstudie

3.1.1 Klinische Untersuchungsdaten

Die Anzahl der geschwollenen Gelenke nahm im Verlauf von sieben Jahren ab, jedoch nicht signifikant. Initial fanden sich von 128 Gelenken im Rahmen der klinischen Untersuchung 37 (29 %) geschwollene Gelenke. Nach sieben Jahren waren nur noch 28 (22%; p = 0,2) der untersuchten Gelenke klinisch geschwollen (siehe **Abb. 11**).

Im Verlauf dieser Studie konnte nach sieben Jahren ein hochsignifikanter Rückgang der Anzahl der druckschmerzhaften Gelenke verzeichnet werden. Ihre Anzahl verminderte sich von 51 (40 %) im Jahre 1996 auf 23 (18 %) im Jahre 2003 (p < 0,001) (siehe **Abb. 12**).

3.1.2 Laborchemische Daten

Die Entzündungsparameter CRP und BSG waren ebenfalls im Verlauf rückgängig.

Der Mittelwert des CRPs fiel signifikant von anfänglich 26,8 mg/l (Standardabweichung (SA) 26,1, Rangweite (RW) 1,7-102,6) auf 0,73 mg/l (SA: 0,69, RW: 0-2; p < 0,001) im Sieben-Jahres-Verlauf.

Der Mittelwert der BSG lag initial bei 27,7 mm/h (SA: 15,2, RW: 12-67). Nach sieben Jahren fiel der Mittelwert numerisch auf 23,8 mm/h (SA: 15,4, RW: 6-52; p = 0,11).

Die laborchemischen Parameter zeigten also im Vergleich zu den klinischen Untersuchungsbefunden ebenfalls einen Rückgang der entzündlichen Aktivität der rheumatoiden Arthritis, wobei sich nur der CRP-Wert signifikant reduziert hat.

3.1.3 Bildgebende Daten (US, MRT, CR)

3.1.3.1 Synovialitis

Die Untersuchung der 128 MCP- und PIP-Gelenke auf synovialitische Veränderungen ergab in der initialen arthrosonographischen Bildgebung 106 (83 %) betroffene Gelenke. Nach sieben Jahren war es zu einem hochsignifikanten Rückgang auf 66 (52 %; p < 0,001) von Synovialitis betroffener Gelenke gekommen.

Auch mittels der MR-Tomographie ließ sich diese Entwicklung gut abbilden. Es kam zu einer hochsignifikanten Reduktion von Synovialitis betroffener Gelenke: 1996 waren magnetresonanztomographisch 80 (63 %) synovialitische Gelenke festgestellt worden, wohingegen deren Anzahl nach sieben Jahren nur noch 53 (41 %; p < 0,001) betrug (siehe **Abb. 11**).

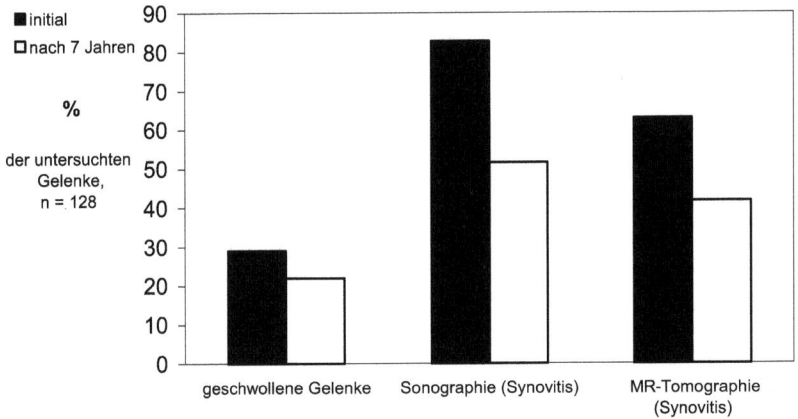

Abb. 11: *7-Jahres-Entwicklung der klinisch geschwollenen Gelenke und der Synovialitis (≙ Synovitis)*

3.1.3.2 Erosionen

Im Verlauf der sieben Jahre konnte durch alle bildgebenden Verfahren eine Zunahme von erosiven knöchernen Veränderungen an den insgesamt untersuchten 128 Fingergelenken festgestellt werden.

Initial waren in der Röntgenuntersuchung fünf (4 %) Erosionen festgestellt worden. Sieben Jahre später betrug die Anzahl von Erosionen 33 (26 %). Es kam also zu einem hochsignifikanten Anstieg der durch Röntgen erfassten Erosionen (p < 0,001).

Mit Hilfe der Gelenksonographie konnte im Verlauf der Sieben-Jahres-Studie ebenfalls ein hochsignifikanter Anstieg der Erosionen verzeichnet werden. Während im Jahr 1996 nur zwölf (9 %) Fingergelenke von erosiven knöchernen Veränderungen betroffen waren, betrug die Zahl der Erosionen 2003 bereits 62 (49 %; p < 0,001). In der MRT-Untersuchung stieg die Anzahl der beschriebenen Erosionen von anfänglich 34 (27 %) auf 41 Erosionen sieben Jahre später (32 %). Hier konnte ein numerischer Anstieg der Anzahl der erosiven Läsionen festgestellt werden (p = 0,2) (siehe **Abb. 12**).

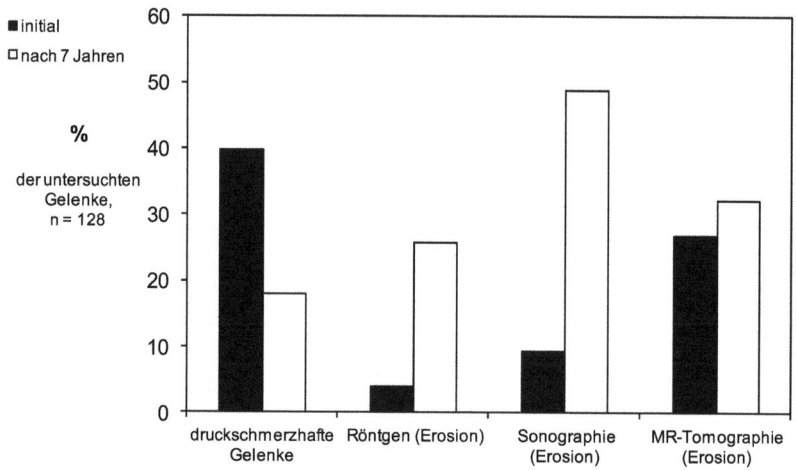

Abb. 12: *7-Jahres-Entwicklung der druckschmerzhaften Gelenke und der Erosionen*

3.1.3.3 Verteilung von Synovialitis in den untersuchten Gelenken

Bezüglich der Verteilung von synovialitischen Veränderungen an den 128 MCP- und PIP-Gelenken ist festzustellen, dass die Arthrosonographie in der initialen bildgebenden Untersuchung insgesamt mehr Veränderungen detektierte als die MRT (siehe **Abb. 13**). Dabei war die Verteilung der Synovialitis an den MCP- und PIP-Gelenken in der initialen Untersuchung etwa gleich.

In der Follow-up-Untersuchung wurden mit Hilfe der MRT mehr synovialitische Veränderungen an den MCP-Gelenken gesehen als mit der Arthrosonographie. Arthrosonographisch fand sich jedoch häufiger eine Synovialitis der PIP-Gelenke (siehe **Abb. 14**).

Ergebnisse

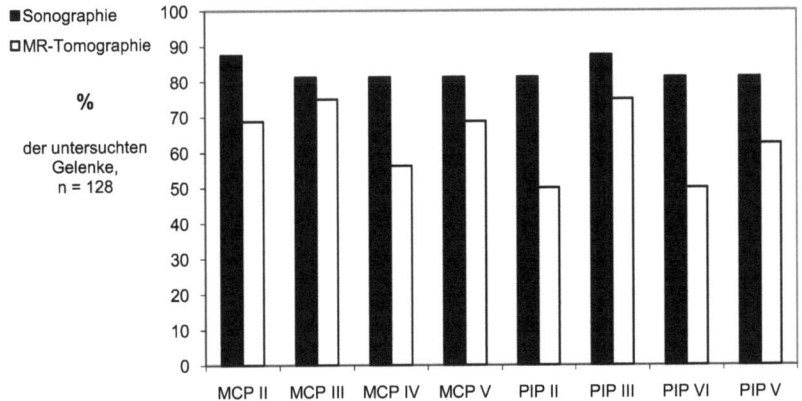

Abb. 13: *Verteilung von Synovialitis an den MCP- und PIP-Gelenken II-V in der initialen Arthrosonographie- und MR-Tomographie-Untersuchung*

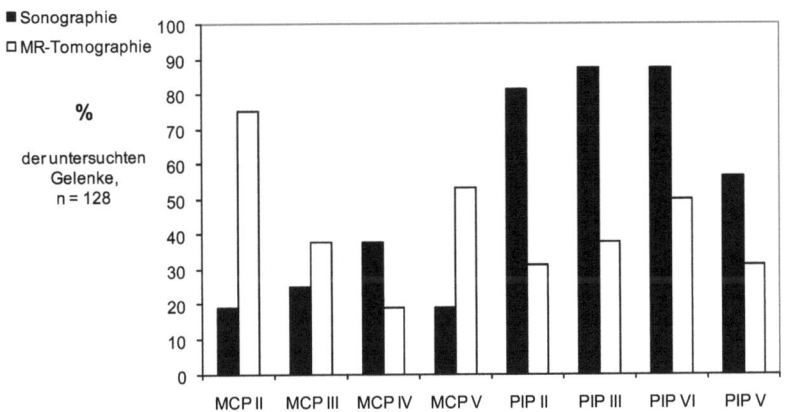

Abb. 14: *Verteilung von Synovialitis an den MCP- und PIP-Gelenken II-V in der Arthrosonographie- und MR-Tomographie-Untersuchung nach sieben Jahren*

Ergebnisse

3.1.3.4 Verteilung von Erosionen in den untersuchten Gelenken

Vergleicht man die durch die verschiedenen bildgebenden Verfahren (Röntgen, Arthrosonographie, MRT) ermittelte Verteilung von erosiven Veränderungen an den 128 MCP- und PIP-Gelenken zu beiden Untersuchungszeitpunkten, so ist zu verzeichnen, dass die MRT die meisten Erosionen in den MCP-Gelenken nachgewiesen hat (siehe **Abb. 15 und 16**).

Dagegen hat die Arthrosonographie mehr Erosionen an den PIP-Gelenken, v. a. in der Untersuchung nach sieben Jahren nachgewiesen (siehe **Abb. 16**).

Weiterhin zeigt die Verteilung von Erosionen an den MCP-Gelenken in der Follow-up-Untersuchung, dass das MCP-Gelenk IV seltener von erosiven Veränderungen betroffen ist als die MCP-II-, -III- und -V-Gelenke (siehe **Abb. 16**). Dies kann anhand aller genutzten apparativen Verfahren gezeigt werden.

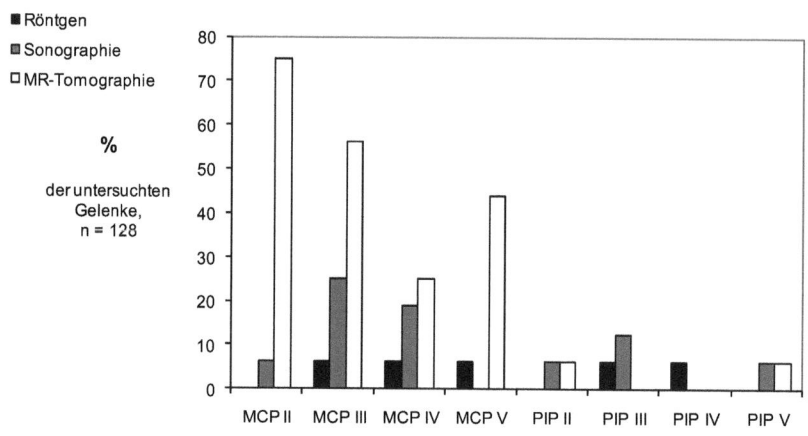

Abb. 15: Verteilung von Erosionen an den MCP- und PIP-Gelenken II-V in der initialen bildgebenden Untersuchung

Ergebnisse

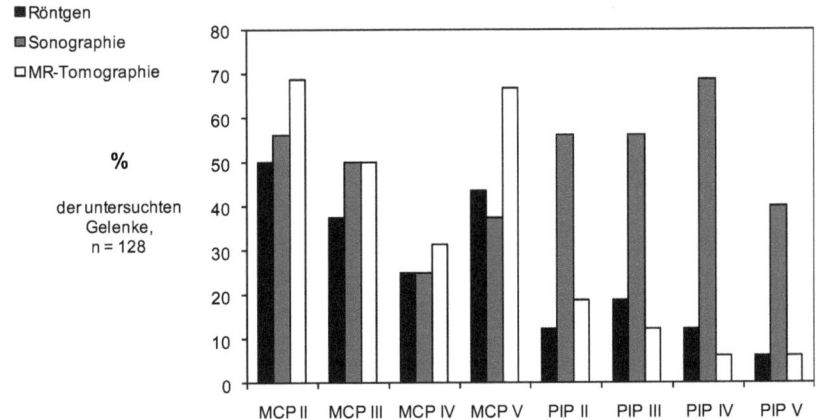

Abb. 16: *Verteilung von Erosionen an den MCP- und PIP-Gelenken II-V in den bildgebenden Untersuchungen nach sieben Jahren*

3.1.3.5 Prädiktive Werte

In der initialen Untersuchung wurden bei zwölf der 16 Patienten keine erosiven Läsionen im Röntgen gesehen (Larsen-Score 0-1). Während der Sieben-Jahres-Studie entwickelten zehn dieser zwölf Patienten in 25 von 96 Gelenken (26 %) röntgenologisch nachweisbare Erosionen. Von diesen 25 Erosionen wurden durch die Arthrosonographie sieben Jahre zuvor zwei Erosionen (8 %; $p = 0{,}32$) gesehen. Die MRT hat 1996 von den später röntgenologisch festgestellten 25 Erosionen neun (36 %; $p < 0{,}05$) abgebildet und hat damit – im Gegensatz zur Gelenkultraschallmethode – einen signifikanten Vorhersagewert hinsichtlich der Entwicklung späterer Erosionen im Röntgen. Ob sich aus der initialen Synovialitis später Erosionen im Röntgen entwickeln, konnte weder mit der US-Methode ($p = 0{,}28$) noch mittels der MRT ($p = 0{,}13$) signifikant vorhergesagt werden.

3.1.3.6 Synovialitis und Erosionen im Verlauf in Abhängigkeit von der Therapie

Es fand sich kein Unterschied in der Entwicklung von Synovialitis und Erosionen bei Patienten mit einer Monotherapie aus MTX im Vergleich zu Patienten mit einer Kombinationstherapie aus MTX und Sulfasalazin bzw. Leflunomid.

3.2 Studie 2: Ergebnisse der Inter-reader-Reliabilitätsstudie

3.2.1 Vergleich Gesamt-kappa und prozentuale Übereinstimmungen für „Junior" und „Anfänger" vs. „Senior"

Vergleicht man die Untersuchungsergebnisse des *„Juniors"* und die des *„Anfängers"* mit den als Goldstandard geltenden Ergebnissen des *„Seniors"*, so ergibt sich insgesamt für die Ergebnisse des *„Junior"*-Untersuchers ein κ-Wert bzw. eine prozentuale Übereinstimmung (PÜ) von insgesamt 0,83 bzw. 93 %.

Für den *„Anfänger"*-Untersucher wurde insgesamt ein κ-Wert bzw. eine PÜ von 0,43 bzw. 76 % ermittelt.

3.2.2 Vergleich kappa und prozentuale Übereinstimmungen der Einzelgelenke für „Junior" und „Anfänger" vs. „Senior"

Bezüglich der einzelnen in dieser Studie untersuchten Gelenke ergaben sich für den *„Junior"*-Untersucher im Vergleich mit den Ergebnissen des *„Seniors"* gute bis sehr gute Inter-reader-Ergebnisse.

Diese lauten wie folgt:

Fingergelenke: κ = 0,82, PÜ von 91,9 %

Schultergelenk: κ = 0,9, PÜ von 96,2 %

Kniegelenk: κ = 0,74, PÜ von 91,1 %

Oberes Sprunggelenk: κ = 0,84, PÜ von 93,3 %

Unteres Sprunggelenk: κ = 0,84, PÜ von 93,3 %

(Die Ergebnisse der einzelnen Pathologien sind in **Tab. 1** dargestellt).

Für den *„Anfänger"* wurden lediglich die im Folgenden genannten befriedigenden bis ausreichenden Inter-reader-Ergebnisse ermittelt, wenn man die Werte der einzelnen Gelenkpathologien zusammenfasst:

Fingergelenke: κ = 0,40, PÜ von 91,9

Schultergelenk: κ = 0,42, PÜ von 79,9 %

Kniegelenk: κ = 0,40, PÜ von 73,3 %

Oberes Sprunggelenk: κ = 0,59, PÜ von 83,3 %

Unteres Sprunggelenk: κ = 0,35, PÜ von 66,7 %

(Die Ergebnisse der einzelnen Pathologien sind in **Tab. 2** dargestellt).

Ergebnisse

Tab. 1: Ergebnisse des „Junior"-Untersuchers

Gelenke + Pathologien	Spezifität	Sensitivität	k	PÜ	Senior-Ergebnisse (0/1)
Fingergelenke (Synovitis):					
MCP-Gelenk II dorsal	100 %	100 %	1,0	100 %	5/10
MCP-Gelenk II palmar	75 %	100 %	0,81	93,3 %	4/11
MCP-Gelenk III dorsal	50 %	100 %	0,48	73,3 %	8/7
MCP-Gelenk III palmar	66,7 %	100 %	0,62	80 %	9/6
PIP-Gelenk II dorsal	92,3 %	100 %	0,76	93,3 %	13/2
PIP-Gelenk II palmar	100 %	88,9 %	0,86	93,3 %	6/9
PIP-Gelenk III dorsal	100 %	71,4 %	0,73	86,7 %	8/7
PIP-Gelenk III palmar	100 %	87,5 %	0,87	93,3 %	7/8
MCP-Gelenk II radial	100 %	100%	1,0	100 %	1/10; missing=4
Fingergelenke (Erosionen):					
MCP-Gelenk II dorsal	83,3 %	100 %	0,86	93,3 %	6/9
MCP-Gelenk II palmar	75 %	100 %	0,82	93,3 %	4/11
MCP-Gelenk III dorsal	85,7 %	87,5 %	0,73	86,7 %	7/8
MCP-Gelenk III palmar	83,3 %	100 %	0,86	93,3 %	6/9
PIP-Gelenk II dorsal	100 %	90,9 %	0,84	93,3 %	4/11
PIP-Gelenk II palmar	66,7 %	100 %	0,71	86,7 %	6/9
PIP-Gelenk III dorsal	100 %	91,7 %	0,81	93,3 %	3/12
PIP-Gelenk III palmar	100 %	100 %	1,0	100 %	6/9
MCP-Gelenk II radial	100 %	100 %	1,0	100 %	1/10; missing=4
Schultergelenk					
Synovitis anterior	100 %	66,7 %	0,76	93,3 %	12/3
Synovitis posterior	100 %	100 %	1,0	100 %	13/2
Erosionen anterior	100 %	100 %	1,0	100 %	1/14
Erosionen posterior	100 %	100 %	1,0	100 %	1/14
Tenosynovitis der langen BS	88,9 %	83,3 %	0,72	86,7 %	9/6
RM- (Teil-) Ruptur	100 %	100 %	1,0	100 %	7/4
Bursitis subdeltoidea	100 %	80 %	0,84	93,3 %	10/5
Kniegelenk					
Suprapatellärer Erguss	80 %	80 %	0,57	80 %	5/10
Erosionen (medial+lateral)	100 %	92,9 %	0,63	93,3 %	1/14
Poplitealzyste (Bakerzyste)	100 %	100 %	1,0	100 %	12/3
Tibiotalargelenk					
Synovitis	91,7 %	100 %	0,81	93,3 %	12/3
Erosion	87,5 %	100 %	0,87	93,3 %	8/7
Talonavikulargelenk					
Synovitis	80 %	100 %	0,84	93,3 %	5/10

Ergebnisse

Tab. 2: *Ergebnisse des „Anfänger"-Untersuchers*

Gelenke + Pathologien	Spezifität	Sensitivität	κ	PÜ	Senior-Ergebnisse (0/1)
Fingergelenke (Synovitis):					
MCP-Gelenk II dorsal	100 %	100 %	1,0	100 %	5/10
MCP-Gelenk II palmar	75 %	81,8 %	0,53	80 %	4/11
MCP-Gelenk III dorsal	75 %	85,7 %	0,60	80 %	8/7
MCP-Gelenk III palmar	88,9 %	66,7 %	0,57	80 %	9/6
PIP-Gelenk II dorsal	84,6 %	0 %	-0,15	73,3 %	13/2
PIP-Gelenk II palmar	83,3 %	66,7 %	0,47	73,3 %	6/9
PIP-Gelenk III dorsal	87,5 %	42,9 %	0,31	66,7 %	8/7
PIP-Gelenk III palmar	85,7 %	37,5 %	0,22	60 %	7/8
MCP-Gelenk II radial	100 %	100 %	1,0	100 %	1/10; missing=4
Fingergelenke (Erosionen):					
MCP-Gelenk II dorsal	83,3 %	55,6 %	0,36	66,7 %	6/9
MCP-Gelenk II palmar	75 %	54,6 %	0,22	60 %	4/11
MCP-Gelenk III dorsal	71,4 %	37,5 %	0,09	53,3 %	7/8
MCP-Gelenk III palmar	100 %	88,9 %	0,86	93,3 %	6/9
PIP-Gelenk II dorsal	50 %	72,7 %	0,21	66,7 %	4/11
PIP-Gelenk II palmar	33,3 %	77,8 %	0,12	60 %	6/9
PIP-Gelenk III dorsal	100 %	75 %	0,55	80 %	3/12
PIP-Gelenk III palmar	33,3 %	100 %	0,38	73,3 %	6/9
MCP-Gelenk II radial	0 %	90 %	-0,1	81,8 %	1/10; missing=4
Schultergelenk					
Synovitis anterior	100 %	66,7 %	0,76	93,3 %	12/3
Synovitis posterior	84,6 %	50 %	0,29	80 %	13/2
Erosionen anterior	100 %	78,6 %	0,33	80 %	1/14
Erosionen posterior	100 %	78,6 %	0,33	80 %	1/14
Tenosynovitis der langen BS	77,8 %	50 %	0,29	66,7 %	9/6
RM (Teil-) Ruptur	100 %	25 %	0,3	72,7 %	7/4
Bursitis subdeltoidea	100 %	60 %	0,67	86,7 %	10/5
Kniegelenk					
Suprapatellärer Erguss	80 %	50 %	0,25	60 %	5/10
Erosionen (medial+lateral)	100 %	64,3 %	0,19	66,7 %	1/14
Poplitealzyste (Bakerzyste)	100 %	66,7 %	0,76	93,3 %	12/3
Tibiotalargelenk					
Synovitis	83,3 %	66,7 %	0,44	80 %	12/3
Erosion	87,5 %	85,7 %	0,73	86,7 %	8/7
Talonavikulargelenk					
Synovitis	80 %	60 %	0,35	66,7 %	5/10

Bezüglich der Einzelpathologien ist zu verzeichnen, dass der *„Junior"*-Untersucher sehr gute Ergebnisse im Hinblick auf das Erkennen einer Rotatorenmanschetten- (Teil-) Ruptur sowie der Bakerzyste (jeweils κ = 1) erzielte (**Tab. 1**).

3.2.3 Inter-reader-Übereinstimmungen zwischen „Senior" und „Junior" bzw. „Senior" und „Anfänger"

Betrachtet man die durchschnittlichen Inter-reader-Übereinstimmungen zwischen *„Senior"* und *„Junior"* pro Untersuchungszyklus, dann ist zu sehen, dass der *„Junior"*-Untersucher gute bis sehr gute Ergebnisse (durchschnittlicher κ-Wert = 0,83, durchschnittliche PÜ von 93 %) erzielt hat. Anhand der **Abb. 17** ist zu erkennen, dass die Übereinstimmungen des „Juniors" zum „Senior"-Untersucher während der 15 Untersuchungszyklen relativ stabil auf hohem Niveau blieben.

Die Inter-reader-Übereinstimmungen zwischen dem *„Senior"*- und *„Anfänger"*- Untersucher verbesserten sich deutlich von κ = 0,34 (PÜ von 67 %) zum ersten Zeitpunkt der Untersuchung auf κ = 0,78 (PÜ von 89 %) zum 15. Untersuchungszyklus dieser Studie (siehe **Abb. 18**).

3.2.4 Lernkurve des Anfängers

Aus der Verbesserung der US-Ergebnisse des *„Anfängers"* innerhalb von 15 Arthrosonographie-Untersuchungszyklen ergibt sich die in **Abb. 18** dargestellte Lernkurve. Anhand der Lernkurve ist zu erkennen, dass der „Anfänger" eine zunehmende US-Kompetenz mit steigender Anzahl der Untersuchungszyklen erwirbt. Vor allem ab dem zehnten Untersuchungszyklus kommt es zu einem deutlichen Anstieg der κ- und der PÜ-Werte.

Ergebnisse

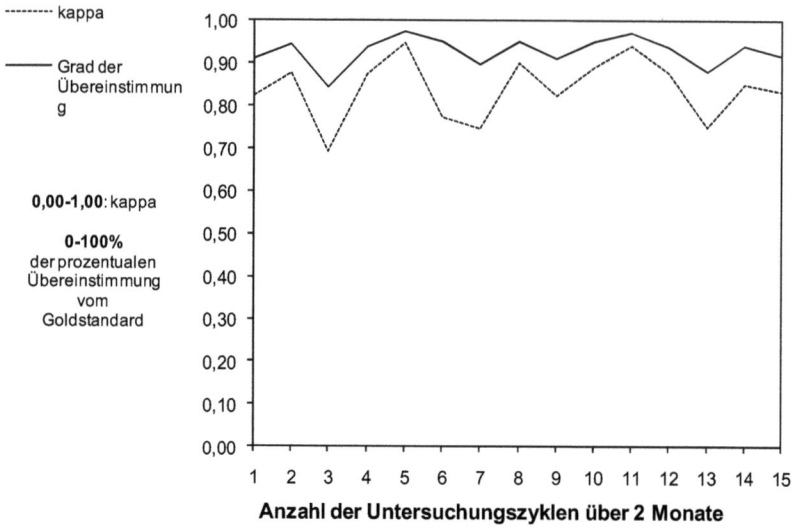

Abb. 17: *Inter-reader-Übereinstimmungen zwischen „Senior" und „Junior"*

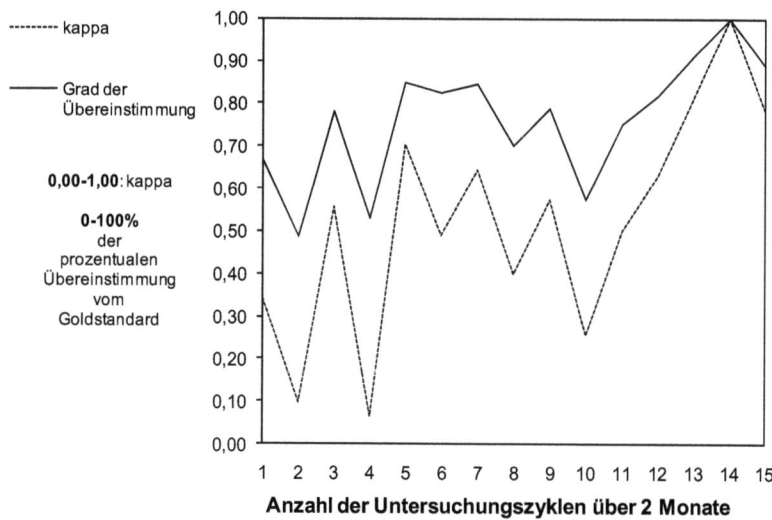

Abb. 18: *Inter-reader-Übereinstimmungen zwischen „Senior" und „Anfänger"; Lernkurve des „Anfängers"*

4 Diskussion

4.1 Studie 1: Diskussion der bildgebenden Langzeitvergleichsstudie

Diese Studie untersucht verschiedene bildgebende Methoden in der Rheumatologie, wie US, MRT und CR, sowie laborchemische und klinische Daten bei RA-Patienten über einen Zeitraum von sieben Jahren. Insbesondere in der wissenschaftlichen Untersuchung der US-Methode repräsentiert sie die erste Langzeitverlaufsstudie über diesen langen Beobachtungszeitraum.

Es konnte darin gezeigt werden, dass Patienten unter einer stabilen Mono- bzw. Kombinationstherapie mit DMARDs nach sieben Jahren signifikant weniger synovialitische Fingergelenke per US und MRT aufwiesen als initial. Dieses Ergebnis entspricht den Beobachtungen der vorangegangenen Untersuchungen [10, 11]. Die Anzahl der arthritisch geschwollenen Gelenke in der klinischen Untersuchung nahm nach sieben Jahren ebenfalls ab, jedoch nicht signifikant. Wie bereits in vorherigen Studien beschrieben, liegt das wahrscheinlich an der mangelnden Sensitivität der klinischen Untersuchung, die vor allem geringe entzündliche Flüssigkeitsansammlungen nicht erfasst [10, 11, 69, 89-92]. Anhand der **Abb. 11** ist ebenfalls zu erkennen, dass der US zum initialen Untersuchungszeitpunkt insgesamt mehr synovialitisch geschwollene Gelenke erfasst hat als die MRT, und zwar hinsichtlich aller untersuchten Gelenke (MCP- und PIP-Gelenke II-V; **Abb. 13**). Der US präsentierte sich damit in der Erkennung von Synovialitis sensitiver als die MRT, was sicherlich an der Fähigkeit seines starken Weichteilkontrastes liegt. Zudem ist eine Unterscheidung zwischen aktiver und inaktiver Synovialitis im B-Bild nur begrenzt möglich. Folglich wird inaktiver Pannus (fibröses Bindegewebe) im US mit erfasst, wohingegen die MRT mit KM aktive Synovialitis von inaktiver diskriminiert. Deshalb müssen hier falsch positive Ergebnisse diskutiert werden. Außerdem waren physiologische Werte für die Anhebung der Gelenkkapsel zum Zeitpunkt der initialen Untersuchung noch nicht publiziert [93], so dass hier gegebenenfalls auch Grenzwerte (sog. „Borderline"-Ergebnisse) in die positiven Untersuchungsergebnisse mit aufgenommen worden sind. Die initiale entzündliche Aktivität (Synovialitis), die durch den US detektiert wurde, hat laut unseren Studienergebnissen keinen signifikanten Vorhersagewert für die Entwicklung späterer Erosionen im Röntgen. Hingegen konnten Macchioni et al. zeigen, dass eine Persistenz der synovialen Hypertrophie und Farbdoppler-positiven Synovialitis in den MCP-Gelenken die Entwicklung späterer

Diskussion

Erosionen vorhersagt [94]. Auch mittels der MRT-Methode konnte bezüglich des Nachweises von Synovialitis kein signifikanter Vorhersagewert für spätere Erosionen im Röntgen getroffen werden.

Des Weiteren wurde der prädiktive Wert berechnet, der aussagt, ob die initial durch US und MRT detektierten Erosionen durch das CR nach sieben Jahren zu sehen waren. Diesbezüglich hat der US lediglich zwei (8 %, $p = 0,32$), die MRT immerhin neun (36 %; $p = 0,00$) in der Baseline-Untersuchung gesehen, so dass in dieser Hinsicht die MRT einen signifikanten Vorhersagewert hat. Der hier eher enttäuschende Vorhersagewert des US mag aber auch darauf zurückzuführen sein, dass das im Jahre 1996 verwendete US-Gerät und dazugehöriges Equipment eine noch sehr eingeschränkte Qualität durch eine geringere Auflösung hatte. Zum Beispiel wurde der 7,5-MHz-Schallkopf mit Vorlaufstrecke zur Abbildung der untersuchten Fingergelenke benutzt, da hochfrequente Schallköpfe noch nicht zur Verfügung standen. Außerdem sind in der initialen Untersuchung die radiale MCP-Gelenk-II- und die ulnare MCP-Gelenk-V-Position nicht untersucht worden, obwohl mittlerweile bekannt ist, dass gerade hier frühe erosive Läsionen auftreten [52]. Somit ist davon auszugehen, dass in der US-Untersuchung von 1996 wahrscheinlich Erosionen übersehen worden sind.

Zu beiden Untersuchungszeitpunkten sind die MRT-Untersuchungen mit einem Niederfeld-Gerät (0,2 Tesla) durchgeführt worden. Bereits zum ersten Zeitpunkt der Untersuchung (1996) konnten 34 Erosionen (27 %) gesehen werden, die im Verlauf numerisch auf 41 Erosionen (32 %) angestiegen sind. Das belegt die hohe Sensitivität dieser Untersuchung im Nachweis von frühen Erosionen, auch bei dem Gebrauch eines Niederfeld-MRTs. Dieses hat in der frühzeitigen Diagnostik entzündlich-rheumatischer Erkrankungen wegen seiner Größe, einfachen Patientenlagerung und günstigeren Kosten im Vergleich zum Hochfeld-MRT berechtigterweise einen bedeutenden Stellenwert. Während die Sensitivität des Niederfeld-MRTs im Vergleich zum Hochfeld-MRT lediglich mäßig vermindert ist, weist es eine vergleichbare Spezifität auf [48].

Anhand der Verteilung (siehe **Abb. 15 und 16**) der durch MRT detektierten Erosionen ist zu erkennen, dass diese zu beiden Untersuchungszeitpunkten v. a. an den MCP-Gelenken II-V auftraten. Im Bereich dieser Gelenke sind dabei die MCP-Gelenke IV offensichtlich seltener betroffen, wie **Abb. 15 und 16** zu beiden Untersuchungszeitpunkten zeigen. Dieses Ergebnis entspricht den Befunden von Wakefield et al., der ebenfalls herausfand, dass das MCP-Gelenk IV, im Gegensatz zu den MCP-Gelenken II, III und V, seltener von Erosionen betroffen ist [52].

Diskussion

In der Detektion von Erosionen in den PIP-Gelenken II-V zeigte sich der Gelenkultraschall als sensitivere Methode, vor allem zum Untersuchungszeitpunkt nach sieben Jahren. Die Tatsache, dass PIP-Gelenke ebenfalls häufig bei der RA involviert sind, hat der RAMRIS als MRT-Score nicht mitberücksichtigt; die Beurteilung der PIP-Gelenke bleibt in diesem Score ausgespart [49, 50]. Eine Untersuchung von Schirmer et al., die Niederfeld- und Hochfeld-MRT-Untersuchungen nach RAMRIS auf Synovialitis, Tenosynovialitis und Erosionen an den Fingergelenken MCP *und* PIP II-V sowie am Handgelenk verglichen hat, konnte eine Übereinstimmung von κ = 0,69-0,94 zwischen den beiden MRT-Verfahren konstatieren [95]. Der RAMRIS ist folglich auch auf Pathologien im Bereich der PIP-Gelenke zu verwenden, und über eine offizielle Verwendung dafür sollte nach den Studienergebnissen von Schirmer et al. nachgedacht werden. Kürzlich ist eine MRT-Studie veröffentlicht worden, die die Tenosynovialitis der Flexorensehnen an der Hand als Prädiktor für die Entwicklung einer frühen RA benennt [96], so dass auch die Tenosynovialitis in MRT-Scores berücksichtigt werden sollte.

In der Arthrosonographie gibt es bisher noch keinen international anerkannten Score. Es sind einige Scores in der Entwicklung (siehe Abschnitt **1.3**), die auch die Untersuchung der PIP-Gelenke mit einbeziehen. Das ist nach den präsentierten Ergebnissen dieser Studie sinnvoll, da hier der US dem MRT überlegen ist (siehe **Abb. 14 und 16**). Scheel et al. haben in der Untersuchung verschiedener Synovialitis-Scores der MCP- und PIP-Gelenke II-V herausgefunden, dass beide Gelenkreihen im Vorkommen synovialitischer Veränderungen keinen signifikanten Unterschied aufweisen [62], das heißt, dass sie in beiden Gelenkreihen gleich häufig vorkommen.

Ein weiterer US-Score, der als erster auch Erosionen mit berücksichtigt, ist kürzlich von Backhaus et al. veröffentlicht worden [68]. Hier werden neben Synovialitis- und Tenosynovialitis-/Paratenonitis-Veränderungen auch Erosionen an sieben ausgewählten Gelenken (Handgelenk, MCP- und PIP-Gelenke II und III, MTP-Gelenke II und V) der/des klinisch dominanten Hand bzw. Vorfußes beurteilt. Bisher konnte anhand von 120 Patienten über einen Untersuchungszeitraum von sechs Monaten gezeigt werden, dass die Scores für Synovialitis und Tenosynovialitis/Paratenonitis signifikant abnehmen, sowie die erhobenen klinischen (DAS28) als auch laborchemischen (BSG, CRP) Daten. Außerdem korreliert die Abnahme des Synovialitis-Scores dabei signifikant mit der Abnahme des DAS28. Der Erosions-Score ist über die sechs Monate konstant geblieben. Eine langfristige differenzierte Untersuchung, die der Häufigkeit des Auftretens von

Erosionen in den sieben Gelenken nachgeht als auch die Erosions-Scores mit den Ergebnissen des konventionellen Röntgens vergleicht, bleibt abzuwarten.

Zusammenfassend lässt sich anhand der Ergebnisse der Studie 1 sagen, dass sowohl die MRT- als auch die US-Methode einen berechtigten Stellenwert in der Früharthritis-Diagnostik hat. Dabei zeigte sich die MRT in der frühen Erkennung von Erosionen, insbesondere an den MCP-Gelenken, als ein geeignetes Instrument. Der US war in dieser Studie sehr sensitiv im frühen Erkennen von synovialitischen Veränderungen an allen untersuchten Fingergelenken, wenn auch ohne signifikanten Vorhersagewert für spätere Erosionen im CR, sowie sensitiv in der Detektion von Erosionen insbesondere an den PIP-Gelenken. Dabei stellt der US ein kostengünstiges und jederzeit wiederhol- und verfügbares „Bedside"-Verfahren dar, welches keine Kontraindikationen besitzt und deshalb als sehr patientenfreundlich gilt. Die MRT hingegen ist ein zeitaufwendiges und sehr kostenintensives Verfahren.

Im Zuge der rasanten technischen Entwicklung der US-Methode sollten deshalb weitere Validitätsstudien durchgeführt werden, so dass in naher Zukunft die Arthrosonographie als ein wissenschaftlich basiertes Instrument in der Früharthritis-Diagnostik eingesetzt werden kann.

4.2 Studie 2: Diskussion der Inter-reader-Reliabilitätsstudie

Diese Studie stellte zum einen eine Reliabilitätsstudie zwischen drei unterschiedlich erfahrenen Gelenkultraschall-Untersuchern dar und ermittelte zum anderen eine Lernkurve für den weniger erfahrenen US-Untersucher.

Die vorherrschende Annahme, dass die Arthrosonographie eine ausgesprochen untersucherabhängige und schwer zu erlernende Methode sei, veranlasste unsere Arbeitsgruppe, diese Studie durchzuführen. Wir stellten uns vor allem die Frage, wie schnell der Gelenkultraschall zu erlernen ist. Dazu wurden 120 Gelenke von 15 RA-Patienten von drei unterschiedlich erfahrenen US-Untersuchern streng nach den EULAR- [58, 60] und DEGUM-Richtlinien [83-86], jeweils an einem Tag und blind zueinander, evaluiert. Eine ähnliche Studie war zuvor bereits von D'Agostino et al. durchgeführt worden, die zeigte, dass in der US-Untersuchung von Synovialitis an den MCP-, MTP- und PIP-Gelenken wenigstens 70 Untersuchungen notwendig seien, um eine adäquate Gelenkultraschall-Kompetenz zu erwerben [77]. Diese Studie ermittelte Lernkurven von unterschiedlich erfahrenen Untersuchern, deren Methode wir als Vorbild für die Ermittlung

Diskussion

der „Anfänger"-Lernkurve übernahmen. Zusätzlich haben wir in unserer Studie größere Gelenke, wie das Knie- und das Schultergelenk, die ebenfalls häufig bei der RA involviert sind, mit einbezogen sowie andere typische RA-Pathologien, wie Erosionen, Popliteazysten usw. ermittelt.

Dem Ergebnisteil ist zu entnehmen, dass der US-Untersucher mit zehnmonatiger Erfahrung, im Vergleich zum langjährig erfahrenen US-Untersucher, eine gesamte κ-Übereinstimmung von 0,83 erlangt hat, was einer annähernd perfekten Übereinstimmung entspricht. In der Detektion von Popliteazysten sowie von Rotatorenmanschetten- (Teil-) Rupturen erzielte er sogar eine perfekte Übereinstimmung (κ = 1; siehe **Tab. 1**). In einer Studie von Middleton et al. zeigte sich ebenfalls eine nur geringe Variabilität zwischen zwei Untersuchern im Nachweis von Rotatorenmanschetten- (Teil-) Rupturen in 61 Patienten; sie stimmten in 92 % der Fälle überein [97]. Scheel et al. konnten in der ersten Reliabilitätsstudie zwischen 14 US-Experten ebenfalls einen κ-Wert = 1 für Sehnenrupturen als auch für Bursitiden zeigen. In dieser Studie galt, im Gegensatz zur unsrigen, das Kniegelenk als ein einfach zu untersuchendes Gelenk mit hoher Übereinstimmung von κ = 1 zwischen den unterschiedlichen Untersuchern [74]. In der Studie 2 war die insgesamt erreichte Übereinstimmung im Kniegelenk zwischen „Senior" und „Junior" mit κ = 0,74 lediglich substanziell und damit am schlechtesten im Vergleich zu den gesamten Übereinstimmungswerten für die anderen Gelenke. Dieser Wert ist durch die nur ausreichenden bis mäßigen Übereinstimmungswerte in der Untersuchung des suprapatellären Ergusses (κ = 0,57 entsprechend einer ausreichenden Übereinstimmung) und der Beurteilung von Erosionen im medialen und lateralen Kniegelenkspalt (κ = 0,63 entsprechend einer mäßigen Übereinstimmung) entstanden (siehe **Tab. 1**). Dieses kann damit erklärt werden, dass wahrscheinlich kleine suprapatellären Flüssigkeitsansammlungen von dem „Junior"-Untersucher übersehen worden sind, z. B. durch eine fehlende dynamische Untersuchung mittels Anspannung des M. quadriceps femoris, da er zum Zeitpunkt der Studie insbesondere Erfahrungen in der US-Untersuchung der kleinen Finger- und Fußgelenke durch die Durchführung diesbezüglicher US-Studien hatte. Aus diesem Grunde hat der „Junior"-Untersucher im Bereich der Pathologika der Fingergelenke, bis auf die lediglich mäßige Übereinstimmung hinsichtlich der Detektion von Synovialitis am MCP-Gelenk III von dorsal (κ = 0,48) und palmar (κ = 0,62), hier vor allem substanzielle bis annähernd perfekte Übereinstimmungen (Spannweite 0,71-1,0) erzielt. Für den „Junior"-Untersucher war das Erkennen einer Synovialitis im Bereich des MCP-Gelenkes III im Vergleich zu den anderen untersuchten

Fingergelenken MCP II, PIP II und III damit offensichtlich am schwierigsten. Szkudlarek et al. untersuchten die Inter-reader-Reliabilität von zwei US-Untersuchern an den Gelenken MCP II, III, PIP II und MTP I und II bezüglich Synovialitis und Erguss im B- und PD-Mode und Erosionen. Hier ergab sich ebenfalls die niedrigste Intraclass-Korrelation (ICC) für das MCP-Gelenk III mit einem durchschnittlichen Mittelwert für die genannten Pathologien von ICC = 0,57 [61].

In den EULAR-Reliabilitätsstudien wurden die Fingergelenke plus Handgelenk als eine Gelenkregion („wrist/finger" bzw. „wrist/hand") zusammengefasst, um dessen mittleren κ-Wert mit den κ-Werten der anderen untersuchten Gelenke zu vergleichen. In beiden Studien zeigte sich insgesamt ein ähnlicher κ-Wert für die Hand von 0,59 [74] bzw. von 0,61 [75]. In unserer Studie erreichte der „Junior"-Untersucher immerhin einen κ-Wert von 0,82, was wiederum durch seine vorwiegende US-Erfahrung in diesen Gelenken erklärbar ist.

Zur Beurteilung der Einzelpathologien an der Hand wurden in den jeweiligen Studien prozentuale Übereinstimmungen berechnet, die in der „Train the trainer"-Studie von Scheel et al. 86 % für die Synovialitis/Erguss am Handgelenk, 50 % für die Synovialitis/Erguss am MCP-Gelenk II und immerhin 93 % für die Detektion von Erosionen am MCP-Gelenk II betragen haben [74]. In der „Teach the teachers"-Studie ergaben sich prozentuale Übereinstimmungen von 95 % für die Synovialitis der Hand und nur 88,5 % für erosive Läsionen der Hand [75]. In unserer Studie erreichte der Junior-Untersucher, vergleichbar mit den Ergebnissen von Scheel et al., bessere prozentuale Übereinstimmungswerte für das Erkennen von Erosionen (93,3 %) als von Synovialitis (90,4 %) an den Fingergelenken (siehe Ergebnisse des „Junior"-Untersuchers, **Tab. 1**). Auch in der bereits genannten Studie von Szkudlarek et al. konnte ein besserer Übereinstimmungswert für Erosionen (91 %) als für Synovialitis (86 %) gesehen werden [61]. Diese Ergebnisse sind am ehesten dadurch zu erklären, dass das Handgelenk hinsichtlich der Beurteilung von Erosionen nur in die Studie von Naredo et al. miteinbezogen worden ist und sich hier deshalb schlechtere prozentuale Übereinstimmungen für die Gelenkregion der Hand für Erosionen ergeben. Im Bereich der Handwurzelknochen ist es erfahrungsgemäß schwierig, Erosionen von physiologischen Unebenheiten zu differenzieren, so dass wir das Handgelenk in unsere Studie nicht mit aufgenommen haben, sowie auch Scheel et al. und Szkudlarek et al. nicht.

Werden die κ-Werte des „Anfänger"-Untersuchers (**Tab. 2**) betrachtet, ist festzustellen, dass dieser lediglich drei annähernd perfekte Übereinstimmungswerte erzielt hat. Diese

Diskussion

sind im Bereich der Fingergelenke MCP II und MCP III lokalisiert. Der „Anfänger" erreichte hier κ-Werte von 1 für die Detektion von Synovialitis im MCP-Gelenk II von dorsal und radial sowie einen κ-Wert von 0,86 für das Erkennen von Erosionen im MCP-Gelenk III von palmar. Im Vergleich zu der Studie von Szkudlarek et al. wurde hinsichtlich der Beurteilung von Synovialitis im MCP-Gelenk II, im Vergleich zu den anderen untersuchten Gelenken (s.o.), der schlechteste κ-Wert mit 0,77 erzielt. Außerdem wurde hier bezüglich der Detektion von Erosionen das MCP-Gelenk III, im Gegensatz zu unseren Ergebnissen, mit der schlechtesten Übereinstimmung von κ = 0,61 beurteilt. Jedoch ist in der Studie von Szkudlarek et al. nur die jeweils dorsale Untersuchungsseite der MCP-II-, -III-, PIP-II-, MTP-I- und -II-Gelenke beurteilt worden, so dass der Vergleich mit unseren Studienergebnissen nur eingeschränkt möglich ist. Auch ein Vergleich mit der Studie von D'Agostino et al. ist in dieser Hinsicht nicht möglich, da die Einzelergebnisse der untersuchten MCP-, MTP- und PIP-Gelenke auf Synovialitis in der Arbeit nicht aufgeführt sind. Laut Autoren sind ähnliche Ergebnisse für die jeweils untersuchten Gelenke erzielt worden ohne nähere Erläuterung.

Ein Vergleich zwischen den Lernkurven der Studie von D'Agostino et al. und unserer Lernkurve kann aber angestellt werden. In der Studie von D'Agostino et al. erreichten die unerfahrenen Gelenkultraschall-Untersucher nach der Untersuchung von 210 MCP-, PIP- und MTP-Gelenken in der sogenannten „training session" zunächst κ-Werte von 0,0 für beide Untersucher, die sich im weiteren Verlauf der Untersuchung von 1890 der genannten Gelenke hinsichtlich Synovialitis auf 0,63 (Untersucher 1) bzw. auf 0,62 (Untersucher 2) entwickelten, woraus anhand der Ergebnisse der einzelnen Untersuchungszeitpunkte Lernkurven erstellt worden sind. Insgesamt sind 2100 Gelenke von 70 Patienten, d. h. 30 Gelenke pro Patient, untersucht worden. Auf Grund der Ergebnisse wurde geschlussfolgert, dass nach 70 US-Untersuchungen der MCP-, PIP- und MTP-Gelenke auf Synovialitis eine gute Treffsicherheit erlangt wird, jedoch ein weiteres Training notwendig sei [77].

In unserer Studie erzielte der „Anfänger"-Untersucher nach ca. 50 Stunden US-Erfahrungen einen initialen κ-Wert von 0,34, der im Verlauf nach einer Untersuchung von 120 Gelenken an 15 Patienten deutlich auf κ = 0,78 anstieg. Folglich kann durch eine konsequente US-Durchführung an vorgegebenen Gelenken in definierten Schnittebenen ein stetiger Lernzuwachs, zuletzt mit substanziellen Übereinstimmungswerten ermittelt werden. Ob sich wieder eine Verschlechterung der Ergebnisse nach einer längeren Pause im Praktizieren der US-Methode ergeben hätte, dieser Frage wird in unserer Studie nicht

Diskussion

nachgegangen. Ein weiterer Kritikpunkt an der Studie 2 ist sicherlich auch, dass sowohl der „Junior"- als auch der „Anfänger"-Untersucher von demselben Lehrer („Senior") unterrichtet worden sind, der hier als Goldstandard fungierte. Diese Tatsache könnte die Objektivität der Studie in Frage stellen. Zukünftig müssten zur objektiven Überprüfung der Reliabilität der US-Methode und der Ermittlung von Lernkurven größere, repräsentative Studien durchgeführt werden, in denen die US-Kompetenz unterschiedlich erfahrener Ultraschaller mit verschiedenem Erfahrungshintergrund verglichen wird.

Zusammenfassend kann gesagt werden, dass ein Untersucher mit ca. zehn Monaten Gelenkultraschall-Erfahrung, der pro Tag zwei bis drei Patienten untersucht, durchaus gute bis sehr gute Übereinstimmungen mit einem US-Experten, v. a. im Erkennen von Popliteazysten und Rotatorenmanschetten- (Teil-) Rupturen erzielen kann. Ein nur wenig erfahrener Untersucher ist durch die konsequente Durchführung der US-Methode an ausgewählten Gelenken in definierten Standardschnittebenen in der Lage, immerhin substanzielle Übereinstimmungswerte nach der Untersuchung von 120 Gelenken zu erlangen. Folglich sollte die Ultraschallmethode als kostengünstiges und patientenfreundliches Verfahren vielmehr an Bedeutung gewinnen und immer mehr Einzug im klinischen Alltag eines Rheumatologen als auch in Therapiestudien halten.

5 Zusammenfassung

Studie 1

Abstract

OBJECTIVE: To perform a prospective long term follow up study comparing conventional radiography (CR), ultrasonography (US), and magnetic resonance imaging (MRI) in the detection of bone erosions and synovitis in rheumatoid arthritis (RA) finger joints.

METHODS: The metacarpophalangeal and proximal interphalangeal joints II-V (128 joints) of the clinically dominant hand of 16 patients with RA were included. Follow up joint by joint comparisons for erosions and synovitis were made.

RESULTS: At baseline, CR detected erosions in 5/128 (4 %) of all joints, US in 12/128 (9 %), and MRI in 34/128 (27 %). Seven years later, an increase of joints with erosions was found with CR (26 %), US (49 %) ($p < 0.001$ each), and MRI (32 %, NS). In contrast, joint swelling and tenderness assessed by clinical examination were decreased at follow up ($p = 0.2$, $p < 0.001$). A significant reduction in synovitis with US and MRI ($p < 0.001$ each) was seen. In CR, 12 patients did not have any erosions at baseline, while in 10/12 patients erosions were detected in 25/96 (26 %) joints after 7 years. US initially detected erosions in 9 joints, of which two of these joints with erosions were seen by CR at follow up. MRI initially found 34 erosions, of which 14 (41 %) were then detected by CR.

CONCLUSION: After 7 years, an increase of bone erosions was detected by all imaging modalities. In contrast, clinical improvement and regression of synovitis were seen only with US and MRI. More than one third of erosions previously detected by MRI were seen by CR 7 years later.

Studie 2

Abstract

OBJECTIVE: To assess interreader agreements and a learning curve between three (senior, junior and beginner) musculoskeletal ultrasonographers with different experience. Senior served as the imaging "gold standard".

METHODS: Clinically dominant joints (finger, shoulder, knee, tibiotalar, talonavicular) of 15 rheumatoid arthritis (RA) patients were examined by three differently experienced ultrasonographers (senior 10 years, junior 10 months, beginner one month experience). Each patient's ultrasonographical findings were reported unaware of the other investigators' results. The junior's and beginner's results were compared with the senior's results using κ coefficients, overall agreements, sensitivities and specificities.

RESULTS: 120 joints of 15 RA patients were evaluated. Comparing junior's and beginner's results each to the senior's findings, the overall κ for all examined joints was 0.83 (93 %) for junior and 0.43 (76 %) for beginner. If the focus is on different joint regions, junior's findings agreed very well with the senior's findings (finger joints: κ = 0.82; shoulder: κ = 0.9; knee: κ = 0.74; tibiotalar joint: κ = 0.84; talonavicular joint: κ = 0.84) while beginner's findings showed moderate agreements (finger joints: κ = 0.4; shoulder: κ = 0.42; knee: κ = 0.,4; tibiotalar joint: κ = 0.59; talonavicular joint: κ = 0.35). Junior reached perfect κ = 1 in detecting rotator cuff rupture and baker's cyst. In total, beginner's results clearly improved from κ = 0.34 (agreement of 67 %) at baseline to κ = 0.78 (agreement of 89 %) at the end of the evaluation period.

CONCLUSION: Ultrasonographical evaluation of a ten months experienced investigator in comparison to a senior ultrasonographer was of substantial agreement.

Agreements between a beginner and a highly experienced ultrasonographer were only moderate at the beginning but during the study period including ultrasonographical sessions of 15 patients with RA the beginner clearly improved in musculoskeletal ultrasonography.

6 Literaturverzeichnis

1. Lipsky, P., *Rheumatoide Arthritis*. 17 ed. für die deutsche Ausgabe I-H. Song und J. Sieper. 2009: Harrisons Innere Medizin. 2569-80.
2. Aho, K., et al., *Occurrence of rheumatoid arthritis in a nationwide series of twins*. J Rheumatol, 1986. **13**(5): p. 899-902.
3. Zeidler H, Z.J., Hiepe F, *Interdisziplinäre klinische Rheumatologie*. 1 ed. Vol. 1. 2001, Heidelberg: Springer-Verlag Berlin Heidelberg New York. p. 175.
4. Visser, H., et al., *How to diagnose rheumatoid arthritis early: a prediction model for persistent (erosive) arthritis*. Arthritis Rheum, 2002. **46**(2): p. 357-65.
5. van der Heijde, D.M., et al., *Judging disease activity in clinical practice in rheumatoid arthritis: first step in the development of a disease activity score*. Ann Rheum Dis, 1990. **49**(11): p. 916-20.
6. Arnett, F.C., et al., *The American Rheumatism Association 1987 revised criteria for the classification of rheumatoid arthritis*. Arthritis Rheum, 1988. **31**(3): p. 315-24.
7. Saraux, A., et al., *Ability of the American College of Rheumatology 1987 criteria to predict rheumatoid arthritis in patients with early arthritis and classification of these patients two years later*. Arthritis Rheum, 2001. **44**(11): p. 2485-91.
8. Herold, G., *Innere Medizin, Rheumatologie*. 2008 ed. 2008, Köln. 606-14.
9. Schneider, M., et al., *Management der frühen rheumatoiden Arthritis*. 2007, Darmstadt: Steinkopff-Verlag Darmstadt.
10. Backhaus, M., et al., *Arthritis of the finger joints: a comprehensive approach comparing conventional radiography, scintigraphy, ultrasound, and contrast-enhanced magnetic resonance imaging*. Arthritis Rheum, 1999. **42**(6): p. 1232-45.
11. Backhaus, M., et al., *Prospective two year follow up study comparing novel and conventional imaging procedures in patients with arthritic finger joints*. Ann Rheum Dis, 2002. **61**(10): p. 895-904.
12. Rau, R., et al., *[Imaging techniques in rheumatology: conventional radiography in rheumatoid arthritis]*. Z Rheumatol, 2005. **64**(7): p. 473-87.
13. Lindqvist, E., et al., *Course of radiographic damage over 10 years in a cohort with early rheumatoid arthritis*. Ann Rheum Dis, 2003. **62**: p. 611-16.
14. Nell, V.P.K., et al., *Benefit of very early referral and very early therapy with disease-modifying anti-rheumatic drugs in patients with early rheumatoid arthritis*. Rheumatology (Oxford), 2004. **43**(7): p. 906-14.

15. Ostergaard, M., et al., *Magnetic resonance imaging-determined synovial membrane volume as a marker of disease activity and a predictor of progressive joint destruction in the wrists of patients with rheumatoid arthritis.* Arthritis Rheum, 1999. **42**(5): p. 918-29.
16. Ostendorf, B., et al., *[Project REMISSION(PLUS): clinical and radiological remission: new treatment goals in the management of rheumatoid arthritis].* Z Rheumatol, 2008. **67**(8): p. 707-10, 712-5.
17. Maini, R., et al., *Infliximab (chimeric anti-tumour necrosis factor alpha monoclonal antibody) versus placebo in rheumatoid arthritis patients receiving concomitant methotrexate: a randomised phase III trial. ATTRACT Study Group.* Lancet, 1999. **354**(9194): p. 1932-9.
18. Smolen, J.S., et al., *Evidence of radiographic benefit of treatment with infliximab plus methotrexate in rheumatoid arthritis patients who had no clinical improvement: a detailed subanalysis of data from the anti-tumor necrosis factor trial in rheumatoid arthritis with concomitant therapy study.* Arthritis Rheum, 2005. **52**(4): p. 1020-30.
19. Breedveld, F.C., et al., *The PREMIER study: A multicenter, randomized, double-blind clinical trial of combination therapy with adalimumab plus methotrexate versus methotrexate alone or adalimumab alone in patients with early, aggressive rheumatoid arthritis who had not had previous methotrexate treatment.* Arthritis Rheum, 2006. **54**(1): p. 26-37.
20. van der Heijde, D., et al., *Comparison of etanercept and methotrexate, alone and combined, in the treatment of rheumatoid arthritis: two-year clinical and radiographic results from the TEMPO study, a double-blind, randomized trial.* Arthritis Rheum, 2006. **54**(4): p. 1063-74.
21. Landewe, R., et al., *Disconnect between inflammation and joint destruction after treatment with etanercept plus methotrexate: results from the trial of etanercept and methotrexate with radiographic and patient outcomes.* Arthritis Rheum, 2006. **54**(10): p. 3119-25.
22. Korhonen, R. and E. Moilanen, *Anti-CD20 Antibody Rituximab in the Treatment of Rheumatoid Arthritis.* Basic Clin Pharmacol Toxicol, 2009.
23. Smolen, J.S., et al., *Effect of interleukin-6 receptor inhibition with tocilizumab in patients with rheumatoid arthritis (OPTION study): a double-blind, placebo-controlled, randomised trial.* Lancet, 2008. **371**(9617): p. 987-97.

24. Genovese, M.C., et al., *Interleukin-6 receptor inhibition with tocilizumab reduces disease activity in rheumatoid arthritis with inadequate response to disease-modifying antirheumatic drugs: the tocilizumab in combination with traditional disease-modifying antirheumatic drug therapy study.* Arthritis Rheum, 2008. **58**(10): p. 2968-80.
25. Emery, P., et al., *IL-6 receptor inhibition with tocilizumab improves treatment outcomes in patients with rheumatoid arthritis refractory to anti-tumour necrosis factor biologicals: results from a 24-week multicentre randomised placebo-controlled trial.* Ann Rheum Dis, 2008. **67**(11): p. 1516-23.
26. Wolfe, F., et al., *The mortality of rheumatoid arthritis.* Arthritis Rheum, 1994. **37**(4): p. 481-94.
27. Silman, A.J. and J.E. Pearson, *Epidemiology and genetics of rheumatoid arthritis.* Arthritis Res, 2002. **4 Suppl 3**: p. S265-72.
28. Backhaus, M., D. Sandrock, and W.A. Schmidt, *[Imaging in rheumatology].* Dtsch Med Wochenschr, 2002. **127**(37): p. 1897-903.
29. Larsen, A., K. Dale, and M. Eek, *Radiographic evaluation of rheumatoid arthritis and related conditions by standard reference films.* Acta Radiol Diagn (Stockh), 1977. **18**(4): p. 481-91.
30. Steinbrocker, O., C.H. Traeger, and R.C. Batterman, *Therapeutic criteria in rheumatoid arthritis.* J Am Med Assoc, 1949. **140**(8): p. 659-62.
31. Sharp, J.T., et al., *How many joints in the hands and wrists should be included in a score of radiologic abnormalities used to assess rheumatoid arthritis?* Arthritis Rheum, 1985. **28**(12): p. 1326-35.
32. Rau, R., et al., *A new method of scoring radiographic change in rheumatoid arthritis.* J Rheumatol, 1998. **25**(11): p. 2094-107.
33. Bland, J.H., et al., *Rheumatoid Arthritis Of Cervical Spine.* Arch Intern Med, 1963. **112**: p. 892-8.
34. Conlon, P.W., I.C. Isdale, and B.S. Rose, *Rheumatoid arthritis of the cervical spine. An analysis of 333 cases.* Ann Rheum Dis, 1966. **25**(2): p. 120-6.
35. Meikle, J.A. and M. Wilkinson, *Rheumatoid involvement of the cervical spine. Radiological assessment.* Ann Rheum Dis, 1971. **30**(2): p. 154-61.
36. Smith, P.H., R.T. Benn, and J. Sharp, *Natural history of rheumatoid cervical luxations.* Ann Rheum Dis, 1972. **31**(6): p. 431-9.

37. Ostendorf, B., et al., *[Imaging techniques in rheumatology: magnetic resonance imaging in rheumatoid arthritis].* Z Rheumatol, 2003. **62**(3): p. 274-86.
38. McGonagle, D., et al., *The relationship between synovitis and bone changes in early untreated rheumatoid arthritis: a controlled magnetic resonance imaging study.* Arthritis Rheum, 1999. **42**(8): p. 1706-11.
39. Foley-Nolan, D., et al., *Magnetic resonance imaging in the assessment of rheumatoid arthritis--a comparison with plain film radiographs.* Br J Rheumatol, 1991. **30**(2): p. 101-6.
40. Jevtic, V., et al., *Precontrast and postcontrast (Gd-DTPA) magnetic resonance imaging of hand joints in patients with rheumatoid arthritis.* Clin Radiol, 1993. **48**(3): p. 176-81.
41. Huang, J., et al., *A 1-year follow-up study of dynamic magnetic resonance imaging in early rheumatoid arthritis reveals synovitis to be increased in shared epitope-positive patients and predictive of erosions at 1 year.* Rheumatology (Oxford), 2000. **39**(4): p. 407-16.
42. Klarlund, M., et al., *Dynamic magnetic resonance imaging of the metacarpophalangeal joints in rheumatoid arthritis, early unclassified polyarthritis, and healthy controls.* Scand J Rheumatol, 2000. **29**(2): p. 108-15.
43. Haavardsholm, E.A., et al., *Magnetic resonance imaging findings in 84 patients with early rheumatoid arthritis: bone marrow oedema predicts erosive progression.* Ann Rheum Dis, 2008. **67**(6): p. 794-800.
44. Palosaari, K., et al., *Bone oedema predicts erosive progression on wrist MRI in early RA--a 2-yr observational MRI and NC scintigraphy study.* Rheumatology (Oxford), 2006. **45**(12): p. 1542-8.
45. Hasebroock, K.M. and N.J. Serkova, *Toxicity of MRI and CT contrast agents.* Expert Opin Drug Metab Toxicol, 2009. **5**(4): p. 403-16.
46. Natalin, R.A., et al., *Contemporary Applications and Limitations of Magnetic Resonance Imaging Contrast Materials.* J Urol, 2009.
47. Mundinger, A., E. Moser, and M. Langer, *[Imaging in rheumatoid arthritis].* Immun Infekt, 1993. **21**(3): p. 64-8.
48. Ejbjerg, B.J., et al., *Optimised, low cost, low field dedicated extremity MRI is highly specific and sensitive for synovitis and bone erosions in rheumatoid arthritis wrist and finger joints: comparison with conventional high field MRI and radiography.* Ann Rheum Dis, 2005. **64**(9): p. 1280-7.

49. Ejbjerg, B., et al., *The EULAR-OMERACT rheumatoid arthritis MRI reference image atlas: the wrist joint.* Ann Rheum Dis, 2005. **64 Suppl 1**: p. i23-47.
50. Conaghan, P., et al., *The EULAR-OMERACT rheumatoid arthritis MRI reference image atlas: the metacarpophalangeal joints.* Ann Rheum Dis, 2005. **64 Suppl 1**: p. i11-21.
51. Conaghan, P., et al., *Magnetic resonance imaging in rheumatoid arthritis: summary of OMERACT activities, current status, and plans.* J Rheumatol, 2001. **28**(5): p. 1158-62.
52. Wakefield, R.J., et al., *The value of sonography in the detection of bone erosions in patients with rheumatoid arthritis: a comparison with conventional radiography.* Arthritis Rheum, 2000. **43**(12): p. 2762-70.
53. Alasaarela, E., et al., *Evaluation of humeral head erosions in rheumatoid arthritis: a comparison of ultrasonography, magnetic resonance imaging, computed tomography and plain radiography.* Br J Rheumatol, 1998. **37**(11): p. 1152-6.
54. Hermann, K.G., et al., *Rheumatoid arthritis of the shoulder joint: comparison of conventional radiography, ultrasound, and dynamic contrast-enhanced magnetic resonance imaging.* Arthritis Rheum, 2003. **48**(12): p. 3338-49.
55. Hau, M., et al., *Evaluation of pannus and vascularization of the metacarpophalangeal and proximal interphalangeal joints in rheumatoid arthritis by high-resolution ultrasound (multidimensional linear array).* Arthritis Rheum, 1999. **42**(11): p. 2303-8.
56. Schmidt, W.A., et al., *Colour Doppler ultrasonography to detect pannus in knee joint synovitis.* Clin Exp Rheumatol, 2000. **18**(4): p. 439-44.
57. Klauser, A., et al., *The value of contrast-enhanced color Doppler ultrasound in the detection of vascularization of finger joints in patients with rheumatoid arthritis.* Arthritis Rheum, 2002. **46**(3): p. 647-53.
58. Backhaus, M., et al., *Guidelines for musculoskeletal ultrasound in rheumatology.* Ann Rheum Dis, 2001. **60**(7): p. 641-9.
59. Schmidt, W.A., et al., *[Imaging techniques in rheumatology: sonography in rheumatoid arthritis].* Z Rheumatol, 2003. **62**(1): p. 23-33.
60. Wakefield, R.J., et al., *Musculoskeletal ultrasound including definitions for ultrasonographic pathology.* J Rheumatol, 2005. **32**(12): p. 2485-7.
61. Szkudlarek, M., et al., *Interobserver agreement in ultrasonography of the finger and toe joints in rheumatoid arthritis.* Arthritis Rheum, 2003. **48**(4): p. 955-62.

62. Scheel, A.K., et al., *A novel ultrasonographic synovitis scoring system suitable for analyzing finger joint inflammation in rheumatoid arthritis.* Arthritis Rheum, 2005. **52**(3): p. 733-43.
63. Koski, J.M., *Ultrasound guided injections in rheumatology.* J Rheumatol, 2000. **27**(9): p. 2131-8.
64. Lee, D., et al., *Diagnosis of carpal tunnel syndrome. Ultrasound versus electromyography.* Radiol Clin North Am, 1999. **37**(4): p. 859-72, x.
65. Karim, Z., et al., *The impact of ultrasonography on diagnosis and management of patients with musculoskeletal conditions.* Arthritis Rheum, 2001. **44**(12): p. 2932-3.
66. Ostergaard, M. and C. Wiell, *Ultrasonography in rheumatoid arthritis: a very promising method still needing more validation.* Curr Opin Rheumatol, 2004. **16**(3): p. 223-30.
67. Naredo, E., et al., *Ultrasonographic assessment of inflammatory activity in rheumatoid arthritis: comparison of extended versus reduced joint evaluation.* Clin Exp Rheumatol, 2005. **23**(6): p. 881-4.
68. Backhaus, M., et al., *Evaluation of a novel 7-joint ultrasound score in daily rheumatologic practice: a pilot project.* Arthritis Rheum, 2009. **61**(9): p. 1194-201.
69. Szkudlarek, M., et al., *Ultrasonography of the metatarsophalangeal joints in rheumatoid arthritis: comparison with magnetic resonance imaging, conventional radiography, and clinical examination.* Arthritis Rheum, 2004. **50**(7): p. 2103-12.
70. Wakefield, R.J., et al., *The role of ultrasonography and magnetic resonance imaging in early rheumatoid arthritis.* Clin Exp Rheumatol, 2003. **21**(5 Suppl 31): p. S42-9.
71. Ribbens, C., et al., *Rheumatoid hand joint synovitis: gray-scale and power Doppler US quantifications following anti-tumor necrosis factor-alpha treatment: pilot study.* Radiology, 2003. **229**(2): p. 562-9.
72. Strunk, J., et al., *Interobserver agreement in two- and three-dimensional power Doppler sonographic assessment of synovial vascularity during anti-inflammatory treatment in patients with rheumatoid arthritis.* Ultraschall Med, 2007. **28**(4): p. 409-15.
73. Koski, J.M., et al., *Assessing the intra- and inter-reader reliability of dynamic ultrasound images in power Doppler ultrasonography.* Ann Rheum Dis, 2006. **65**(12): p. 1658-60.

74. Scheel, A.K., et al., *Interobserver reliability of rheumatologists performing musculoskeletal ultrasonography: results from a EULAR "Train the trainers" course.* Ann Rheum Dis, 2005. **64**(7): p. 1043-9.
75. Naredo, E., et al., *Interobserver reliability in musculoskeletal ultrasonography: results from a "Teach the Teachers" rheumatologist course.* Ann Rheum Dis, 2006. **65**(1): p. 14-9.
76. Brown, A.K., et al., *Practice, training, and assessment among experts performing musculoskeletal ultrasonography: toward the development of an international consensus of educational standards for ultrasonography for rheumatologists.* Arthritis Rheum, 2004. **51**(6): p. 1018-22.
77. D'Agostino, M.A., et al., *Detection of small joint synovitis by ultrasonography: the learning curve of rheumatologists.* Ann Rheum Dis, 2004. **63**(10): p. 1284-7.
78. D'Agostino, M.A., et al., *Combined evaluation of influence of sonographer and machine type on the reliability of power Doppler ultrasonography (PDUS) for detecting, scoring and scanning synovitis in rheumatoid arthritis (RA) patients: results of an intermachine reliability exercise of the EULAR/OMERACT US group.* 2008. **67**(421).
79. Gaffney, K., et al., *Quantification of rheumatoid synovitis by magnetic resonance imaging.* Arthritis Rheum, 1995. **38**(11): p. 1610-7.
80. Ostendorf, B., et al., *Magnetic resonance imaging and miniarthroscopy of metacarpophalangeal joints: sensitive detection of morphologic changes in rheumatoid arthritis.* Arthritis Rheum, 2001. **44**(11): p. 2492-502.
81. Ostergaard, M., et al., *Magnetic resonance imaging-determined synovial membrane and joint effusion volumes in rheumatoid arthritis and osteoarthritis: comparison with the macroscopic and microscopic appearance of the synovium.* Arthritis Rheum, 1997. **40**(10): p. 1856-67.
82. Ostergaard, M., et al., *Quantification of synovistis by MRI: correlation between dynamic and static gadolinium-enhanced magnetic resonance imaging and microscopic and macroscopic signs of synovial inflammation.* Magn Reson Imaging, 1998. **16**(7): p. 743-54.
83. Backhaus, M., et al., *[Technique and diagnostic value of musculoskeletal ultrasonography in rheumatology. Part 6: ultrasonography of the wrist/hand].* Z Rheumatol, 2002. **61**(6): p. 674-87.

84. Mellerowicz, H., et al., *[Technique and diagnostic value of musculoskelatal ultrasonography in rheumatology. Part 5: Ultrasonography of the shoulder].* Z Rheumatol, 2002. **61**(5): p. 577-89.
85. Hauer, R.W., et al., *[Technique and value of arthrosonography in rheumatologic diagnosis. 1: Ultrasound diagnosis of the knee joint].* Z Rheumatol, 2001. **60**(3): p. 139-47.
86. Schmidt, W.A., et al., *[Technique and value of arthrosonography in rheumatologic diagnosis--3: Ultrasound diagnosis of the ankle joint, foot and toes].* Z Rheumatol, 2002. **61**(3): p. 279-90.
87. Landis, J.R. and G.G. Koch, *The measurement of observer agreement for categorical data.* Biometrics, 1977. **33**(1): p. 159-74.
88. Statistikbuch, *Statistikbuch*.
89. Luukkainen, R.K., et al., *Relationship between clinically detected joint swelling and effusion diagnosed by ultrasonography in metatarsophalangeal and talocrural joints in patients with rheumatoid arthritis.* Clin Exp Rheumatol, 2003. **21**(5): p. 632-4.
90. Kane, D., P.V. Balint, and R.D. Sturrock, *Ultrasonography is superior to clinical examination in the detection and localization of knee joint effusion in rheumatoid arthritis.* J Rheumatol, 2003. **30**(5): p. 966-71.
91. Kane, D., et al., *Musculoskeletal ultrasound--a state of the art review in rheumatology. Part 2: Clinical indications for musculoskeletal ultrasound in rheumatology.* Rheumatology (Oxford), 2004. **43**(7): p. 829-38.
92. Naredo, E., et al., *Assessment of inflammatory activity in rheumatoid arthritis: a comparative study of clinical evaluation with grey scale and power Doppler ultrasonography.* Ann Rheum Dis, 2005. **64**(3): p. 375-81.
93. Schmidt, W.A., et al., *Standard reference values for musculoskeletal ultrasonography.* Ann Rheum Dis, 2004. **63**(8): p. 988-94.
94. Macchioni, P., *Predictive value of synovitis for erosions.* Arthritis Rheum, 2006.
95. Schirmer, C., et al., *Diagnostic quality and scoring of synovitis, tenosynovitis and erosions in low-field MRI of patients with rheumatoid arthritis: a comparison with conventional MRI.* Ann Rheum Dis, 2007. **66**(4): p. 522-9.
96. Eshed, I., et al., *Tenosynovitis of the flexor tendons of the hand detected by MRI: an early indicator of rheumatoid arthritis.* Rheumatology (Oxford), 2009. **48**(8): p. 887-91.

97. Middleton, W.D., S.A. Teefey, and K. Yamaguchi, *Sonography of the rotator cuff: analysis of interobserver variability.* AJR Am J Roentgenol, 2004. **183**(5): p. 1465-8.

7 Abbildungs- und Tabellenverzeichnis

7.1 Abbildungen

Abb. 1: Erhebungsbögen für die klinische Untersuchung zur Erfassung arthritisch geschwollener und druckschmerzhafter Gelenke in Analogie zum DAS28 21

Abb. 2: Röntgenologische Darstellung der linken Hand einer RA-Patientin in a) neutraler Position und b) „Zitherspieler"-Position 23

Abb. 3: Synovialitis (*) im MCP-Gelenk III von dorsal im Längsschnitt; mc: Caput des Os metacarpale, pp: Basis der proximalen Phalanx 24

Abb. 4: Erosion im MCP-Gelenk II von radial im a) Längs- und b) Querschnitt 25

Abb. 5: T1-gewichtete MRT-Aufnahme der rechten Hand eines RA-Patienten vor (a) und nach (b) KM-Gabe; beginnende Erosion am MCP-Gelenk III (→) 26

Abb. 6: Tenosynovialitis (*) der langen Bizepssehne im a) Transversal- und b) Longitudinalschnitt 30

Abb. 7: Suprapatellärer Erguss (*) im Längsschnitt 31

Abb. 8: Poplitealzyste (*) im Längsschnitt 31

Abb. 9: Erguss (*) im oberen Sprunggelenk im Längsschnitt 32

Abb. 10: Kleiner Erguss (*) im unteren vorderen Sprunggelenk 32

Abb. 11: 7-Jahres-Entwicklung der klinisch geschwollenen Gelenke und der Synovialitis (≙Synovitis) 35

Abb. 12: 7-Jahres-Entwicklung der druckschmerzhaften Gelenke und der Erosionen. 36

Abb. 13: Verteilung von Synovialitis an den MCP- und PIP-Gelenken II-V in der initialen Arthrosonographie- und MR-Tomographie-Untersuchung 37

Abb. 14: Verteilung von Synovialitis an den MCP- und PIP-Gelenken II-V in der Arthrosonographie- und MR-Tomographie-Untersuchung nach sieben Jahren 37

Abb. 15: Verteilung von Erosionen an den MCP- und PIP-Gelenken II-V in der initialen bildgebenden Untersuchung 30

Abb. 16: Verteilung von Erosionen an den MCP- und PIP-Gelenken II-V in den bildgebenden Untersuchungen nach sieben Jahren 39

Abb. 17: Inter-reader-Übereinstimmungen zwischen „Senior" und „Junior" 44

Abb. 18: Inter-reader-Übereinstimmungen zwischen „Senior" und „Anfänger"; Lernkurve des „Anfängers" 44

Abbildungs- und Tabellenverzeichnis

7.2 Tabellen

Tab. 1: Ergebnisse des „Junior"-Untersuchers 41

Tab. 2: Ergebnisse des „Anfänger"-Untersuchers 42

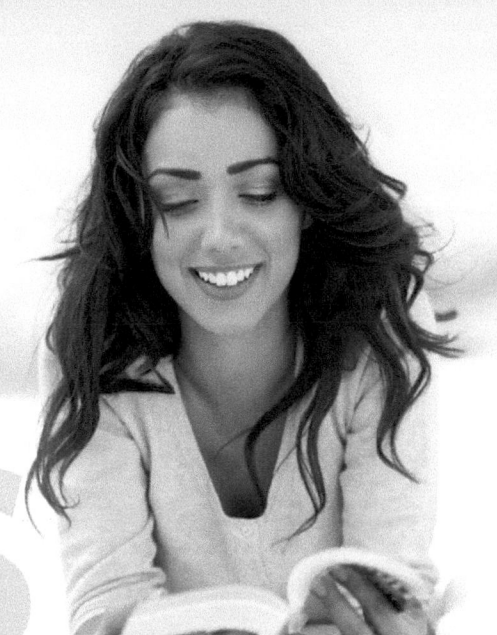

i want morebooks!

Buy your books fast and straightforward online - at one of world's fastest growing online book stores! Environmentally sound due to Print-on-Demand technologies.

Buy your books online at
www.get-morebooks.com

Kaufen Sie Ihre Bücher schnell und unkompliziert online – auf einer der am schnellsten wachsenden Buchhandelsplattformen weltweit! Dank Print-On-Demand umwelt- und ressourcenschonend produziert.

Bücher schneller online kaufen
www.morebooks.de

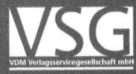

VDM Verlagsservicegesellschaft mbH
Heinrich-Böcking-Str. 6-8   Telefon: +49 681 3720 174   info@vdm-vsg.de
D - 66121 Saarbrücken   Telefax: +49 681 3720 1749 www.vdm-vsg.de

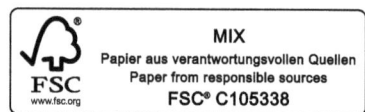

Printed by Books on Demand GmbH, Norderstedt / Germany